JN057304

は じ め に

　産業現場で健康に働く条件は、地域や業種によって、ま
たそれぞれの職場ごとの方針によってさまざまである。職
場環境改善の力点のおき方も、職場によって異なる。そう
した差があるなかで、健康に働くための職場内の取り組み
方を時代を追ってみていくと、国際基準の進展をはじめ、
良好事例の取り上げ方、改善方針の方向づけには、着実な
進展があり、共通したものが認められる。その良い例が、
包括的なリスクマネジメントの採用、労使が協力してリス
ク低減に継続して取り組む方式、複合改善の利点を示す良
い実践例の活用について認められる。

　この視点からみた健康職場づくりには、職場条件に応じ
て効果的に複合リスク対策を実施していく取り組みを具体
的にサポートする、産業保健活動が欠かせない。この健康
職場づくりのすすめ方について、『産業医学ジャーナル』の
41巻（2018年）と42巻（2019年）に各6回ずつ計12回に分
けて連載した内容をまとめたのが本書である。

　本書では、職場ごとに労使が協力して取り組みやすい健
康職場づくりの取り組みを、(1)一次予防に力点をおく職場
ごとのチームワーク、(2)格差解消や中小企業の活性化に力
点をおく新しい動き、(3)参加型の職場環境改善手順とその
推進方法、の3つの視点で検討している。健康に働くため
の多面的な予防策に取り組む職場ごとの活動を推進してい

く包括的な予防活動にどう取り組むかについて、最近の進展をもとに検討することに力点がおかれている。

この3つの視点は、職場の労使による包括的リスクマネジメントに力点をおく国際労働機関（ILO）が採択した一連の国際条約、世界保健機関（WHO）による国際協力活動などによって進展してきた国際共通課題を反映している。とりわけ、職場ごとの条件に応じて多面にわたる安全健康リスクの予防に職場内のチームワークで取り組む活動内容を整理しておくことが重要である。

(1)で取り上げた一次予防の推進策としては、最近のグッドプラクティス事例や効果的な複合リスク対策から学べる力点のおき方について述べた。

(2)の格差解消や中小企業に力点をおく産業保健サービス向上策については、近年になって活発に取り組まれるようになった複合リスク対応の一次予防策を産業保健活動としてどう取り上げていくかについて、最近の動向をまとめている。一次予防に力点をおいて各職場内で取り組む体制の支え方が重視されるようになっていることから、中小企業を含めて、その視点でどう産業保健サービスを活性化していくかについて、国外・国内の経験をもとに検討した。

また、(3)の参加型の職場環境改善活動のサポートについては、国内外で近年特に進展している実例をもとに、参加型職場環境改善で有効とされる手順、その共通視点、推進役の役割、現状からみた実績交流のあり方について述べている。参加型職場環境改善活動による包括的リスクマネジ

メントの取り組みは、近年の国外、国内の産業保健分野における大きな特徴でもある。

　なお、『産業医学ジャーナル』誌における連載は2018年から2019年末までであったので、新型コロナウイルス感染症への取り組みは、連載時の記述には含まれていない。そこで書籍化にあたり、職場内の新型コロナウイルス感染症予防活動から総括できる健康職場づくりに役立つ知見をまとめ、項目を追加した。12回のシリーズ連載とも関連させて、職場内でチームとして取り組む一次予防策の進展経過と今後の職場環境改善への教訓とをまとめている。とりわけ、職場内の包括的一次予防策のすぐの実施に参加型で取り組む利点についてまとめ、検討を行っている。

　職場ごとの実情に応じて効果的に複合リスクマネジメントにどのように取り組むかについての国内外の共通経験には、学ぶ点が多い。効果的な包括的リスク予防策を、国内外のグッドプラクティス事例や一次予防に力点をおいた職場環境改善アクションチェックリストなどの問題解決型の改善策提案用ツールの活用経験から学ぶうえで、本書の内容が役立つのであれば幸いである。

　2023年8月

　　　　　公益財団法人　大原記念労働科学研究所

　　　　　　　　小　木　和　孝

産業保健の国際共通課題
― すべての労働者にサービスを届けるために ―

〔一次予防の推進〕

Ⅰ．国際共通目標の健康職場グッドプラクティス・・・・・・・・・・・・・・・・・・・・・・・・・ 1
1．国際共通の進展からみた職域保健活動の見直し・・・・・・・・・・・・・・・・・・・ 1
2．欧米両様の健康職場づくりに学ぶ・・・・・・・・・・・・・・・・・・・・・・・・・・・・ 6
3．就労特性に応じたグッドプラクティスの推進・・・・・・・・・・・・・・・・・・・ 8

Ⅱ　健康に働く中核は一次予防に・・・・・・・・・・・・・・・・・・・・・・・・・・・・・・・・12
1．職場の予防措置実施に結びつくリスクアセスメント・・・・・・・・・・・・・・12
2．包括的な予防策の積み上げ方・・・・・・・・・・・・・・・・・・・・・・・・・・・・・・16
3．国際動向に見合った一次予防グッドプラクティス事例・・・・・・・・・・・19

Ⅲ　人間工学とストレス予防策の活用・・・・・・・・・・・・・・・・・・・・・・・・・・・・22
1．職場の人間工学応用とストレス対策に共通した取り組み・・・・・・・・・22
2．効果的なストレス予防策の範囲・・・・・・・・・・・・・・・・・・・・・・・・・・・・25
3．効果的な多領域予防策提案・実施のすすめ方・・・・・・・・・・・・・・・・・28

Ⅳ　健康職場推進チーム力の充実を・・・・・・・・・・・・・・・・・・・・・・・・・・・・32
1．国際基準からみた健康職場づくり推進のための産業保健活動・・・・・・32
2．基本サービスからの段階的な進展・・・・・・・・・・・・・・・・・・・・・・・・・・36
3．効果的な多領域の予防策を支援する産業保健チーム力・・・・・・・・・・・39

〔産業保健サービスの向上〕

V 産業保健サービスの整備で格差解消へ･･････････････････42
　1．健康職場づくり支援からみた格差･･･････････････････････42
　2．基本サービスからの段階的な進展･･･････････････････････45
　3．グッドプラクティスが示す格差解消の捉え方･･････････････49

VI 中小企業を活性化する予防マネジメント･････････････････53
　1．職場を活性化する産業保健サービス･････････････････････53
　2．小規模事業場に見合うシンプルな産業保健ステップ･････････56
　3．シンプルで実施しやすい手順の予防マネジメント････････････59

VII グループ産業保健サービスへの期待･･････････････････63
　1．多くの職場を対象とする産業保健サービスの運用法･････････63
　2．小規模事業場に合わせた安全保健の取り組みステップ･･･････67
　3．複数事業場で取り組みやすい予防手順･･･････････････････71

VIII 産業保健サービスのチームづくりの重要性･･････････････75
　1．広域の予防課題からみた産業保健サービスチームの組み立て方･･･75
　2．現場条件に合わせた産業保健チームのあり方･･･････････････78
　3．基本となる産業保健サービスを共通目標に･･･････････････82

〔参加型の健康職場づくり〕

Ⅸ 参加型の職場環境改善手順の有効性·····························86
　1．労働者参加型の職場環境改善にみる共通特徴·····················86
　2．広域にわたる改善視点を生かす参加型改善手順·················89
　3．職場ニーズに対応した改善策実施の容易化へ·····················93

Ⅹ 普及する参加型職場環境改善の共通手順とは·················96
　1．労働者参加型の職場環境改善が有効な理由·······················96
　2．改善アクションに結びつく職場内のすすめ方·····················99
　3．職場条件に見合った改善策をめざして·························· 102

Ⅺ 参加型職場環境改善を担保する職場の推進役············· 106
　1．参加型職場環境改善を支える推進役の役割····················· 106
　2．推進役により容易化する職場内の改善対話····················· 110
　3．ボランティア推進役ですすむ参加型改善の国際普及·············· 111

Ⅻ 健康職場グッドプラクティスを交流する······················· 116
　1．広域リスク予防に効果的な職場グッドプラクティス·············· 116
　2．グッドプラクティスを目標に取り組むステップの容易化········· 119
　3．国際動向として共通する一次予防中心の取り組みへの期待····· 122

〔すぐに対応する職場予防策の共通経験〕

ⅩⅢ 現場主導の予防に注力した新型コロナウイルス感染症対策····· 126
　1．幅広く一次予防策を取り上げる視点の確立····················· 127
　2．職場内の対話によりすぐに複合予防策実施に合意する手順の普及··· 129
　3．複合予防策の提案と実施に役立つ現場向きツールの活用········ 130
　4．良好事例と包括的リスク予防策提案ツールの併用効果············ 133

産業保健の国際共通課題

─ すべての労働者にサービスを届けるために ─

I 国際共通目標の健康職場グッドプラクティス

　職場で健康に働き、充実した生活を送る条件を整えることに大きな関心が寄せられている。過重労働や新規化学物質を含む多様な職場環境対策、ワークライフバランス向上などに広い視野でどう協力し合えるかが、共通課題になっている。その支え手として期待されているのが、質の高い産業保健活動である。この点で、国際共通の課題と取り組みから学ぶ点が多い。

　職域保健では、EU諸国でも、対岸の北南米でも、そしてアジア諸国など多くの国でも、同じ視点での取り組みが進行中である。この国際的な共通課題の検討は、私たちが現状について点検し合うのに良い契機になる。職域保健の力点を現場に根ざした労働条件向上策におく共通の動向に注目したい。とりわけ、欧米諸国とアジア諸国などに共通した労働条件改善中心の健康職場経営のすすめ方、それを支える産業保健サービスの向上策から学ぶ点が多い。

1．国際共通の進展からみた職域保健活動の見直し

　今、どの国でも進行中の就労条件の多様化のもと、職域健康ニーズを反映した政策法制度は、国際的に共通した展開をみせている。国際的に、多重リスクに対する包括的な一次予防、健康に働く職場をめざす企業経営、実効ある手順に力点がおかれている。

日本学術会議の健康安全法制度提言で重視する予防中心の体制

　日本学術会議の「労働雇用環境と働く人の生活・健康・安全委員会」の提言（2011）は、3つの方向として、(1)過重労働、非正規雇用、有害環境、メンタルヘルスへの取り組みとその中小企業における進展を推進する法制度、(2)健康診断・事後措置の比重の大きい体系を見直し、労使による予防を支える体制、(3)産業医、産業看護職、

産業衛生技術者など専門職を法的に位置づけ、良質のサービスを提供するチームとする組織体制の構築、を挙げている。

そうした方向をとる緊急性は、職場の安全と健康に関する国際労働機関（ILO）条約と労働安全衛生マネジメントシステム指針、世界保健機関（WHO）労働者健康世界戦略に沿っての各国の動き、とりわけ、一次予防に直結する労使参加による予防活動に向けた共通の動きから明らかである。国際産業保健学会（ICOH）では、共通課題として、すべての職場における一次予防策実施を支える産業保健サービスの確立と労使がすぐ応用できる分かりやすい改善手順の普及を掲げている。わが国では多くのすぐれた実践報告にみるように、自主活動、社会対話の進行、メンタルヘルスを含め多様に進展するチームワークが、目立つ特徴である。そのわが国の場合も、包括的予防を支える政策法制度面で、国際動向に合わせた職域保健の見直しが、緊要課題となっている。

職業性死亡推計値の衝撃

最近の職域保健の進展で目立つのが、職業性健康障害に対する予防の見方が深まっている点である。それを端的に示すのが、労働による健康障害の国際推定値とそれをもとにした予防戦略の進展である。ILOがまとめた国際調査による労働に起因する死亡と疾病の推定値は衝撃的である。図1に示すように、2017年9月にシンガポールで開催された世界労働安全衛生会議で発表された2015年の推定値では、労働に起因する死亡は世界で年間278万人に達する。その内訳では、循環器疾患30％、悪性腫瘍26％、呼吸器疾患17％が労働災害14％（38万件）を超えていて、感染症9％がこれに次いでいる。労働起因死亡が世界の全死亡の5％レベルに当たるとみられている。休業4日以上の労働災害は年間3億7400万件と推定されている。これは、国内では、休業4日未満も含め、年間数百万件に当たるレベルである。職業性疾病も同様のレベルに当たる。こうした推計値をもとに、労働起因の死傷病によるコストは世界のGDPの4％に当た

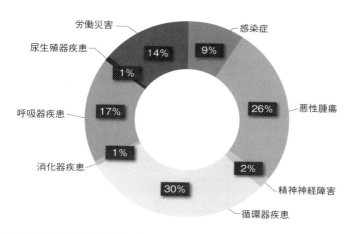

図１　ILOによる世界の労働に起因する死亡推計値年間278万件の原因別内訳
出典：Hämäläinen P, Takala J, Kiat TB. GLOBAL ESTIMATES OF OCCUPATIONAL
ACCIDENTS AND WORK-RELATED ILLNESSES 2017. Workplace Safety and
Health Institute, Ministry of Manpower Services Centre, Singapore. 2017.（p.13,
Figure 1）

り、このGDP比率はEU諸国3.26％、米国3.25％、アセアン諸国4.12
％、日本では2.65％と推定されている。日本の実態との関連は究明
を要するとして、職業性災害と疾病がいっそうの予防努力を要する
ことは確かである。

格差残る職域健康に対するサービス普及が焦点

　産業保健サービスの普及度については、ICOHが48か国の会員を
通じて調べた結果が知られている。**図２**は、各国の労働人口のうち、
産業保健サービスを受けている人たちの比率を示す。国による差が
大きく、50％を超えるのは３分の１ほどで、それ以下の国が多数を
占めている。産業保健サービスが支える労働人口は世界平均で約25
％にとどまる。日本は概数とみられる80％強と報告されている。
サービスの普及という点では上位に入る日本であるが、そのサービ
スの内容は問われるだろう。

　このように、国や産業による内容差が依然として大きい産業保健

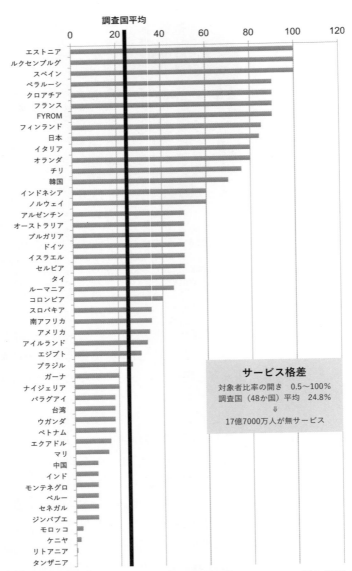

図2　国際産業保健学会（ICOH）による産業保健サービスの対象労働者比率
48か国比較

出典：Rantanen J, Lehtinen S, Valenti A, Iavicoli S. A global survey on occupational health services in selected international commission on occupational health（ICOH）member countries. BMC Public Health. 2017；17(1)：787.（Fig.1）

表１　労働安全衛生に関するILO基準の年代別推移

年　　代	特定産業・労働者	有害要因	包括的責任
1920 - 1939	仲仕・建築	白鉛等	
1940 - 1959	年少者等	夜業（女性）	
1960 - 1979	商業・港湾	放射線・ガン 気中要因・騒音	
1980 - 1999		夜業 大規模災害	安全衛生 職業保健 建設・鉱・農業 化学物質
2000 - 2017			（OSH-MS 指針） OSH 枠組み

サービスの現状からの転換に当たっては、国際基準が大きな役割を
果たしている。**表１**に示すように、職場安全保健の国際基準となっ
ているILO条約・勧告は、1980年代以降、包括的な管理責任に軸足
をおくようになる。職場安全保健分野で**表１**の左上から右下へと進
展したILO条約は、その付帯勧告とともに、当初の特定産業・労働
者別の保護から、1960年代中心に有害要因に力点をおく一連の基準
が制定されてきた時代を経て、1980年代以降は職場の安全と健康を
担保する包括的な管理責任を重視するようになった。この国際基準
における力点のおき方の推移を背景に、安全保健における基本条約
とされるILOの「職業上の安全及び衛生に関する条約」（第155号、
1981年）と「職業衛生機関条約」（第161号、1985年）に代表される
国際基準では、その共通要件として、単に技術基準を細かく決める
よりは、包括的なリスク管理と労働者の参加の権利を挙げる。この
２つの条約が職場の安全と保健活動の国際基準となり、どの国でも
それに沿った国内体制の確立と職場活動の支援が必要とされるよう
になった。

　このように、今の国際基準では、職場の安全と健康を担保するた
めには包括的なマネジメントと労働者の参加の保障が必要とされ
る。さらに、それぞれの国内の政労使三者協力による安全健康職場
づくりを定めたILO第187号「職業上の安全及び健康促進枠組条約」

（2006年採択）は、日本が翌2007年に第1号批准国になったことで知られ、ILOが今一番力を入れている国際基準となっている。

　こうした国際共通動向からみた方向づけに欠かせないのが、中小企業を含めての一次予防を中核とするサービスの確保とそのための格差解消に向けた現場の取り組みである。日本学術会議提言に沿った方向転換の重要さがよく理解できる。

2．欧米両様の健康職場づくりに学ぶ

　わが国の各業種に共通した産業保健分野の課題として、安全安心で健康に働く職場の確保のために欠かせない一次予防の支援サービスが、特に大事である。この点で、上記の日本学術会議提言に挙げられている「(2)健康診断・事後措置の比重の大きい体系を見直し、労使による予防を支える体制」が特に注目される。この労使による予防は、安全と健康にとって必要な広い視野からの労働条件、職場環境の改善による一次予防を指している。

小規模事業場を含む英国・フィンランドの予防活動ステップ

　例えば、労働安全衛生マネジメントシステムの普及に先鞭をつけた英国で、主に小規模事業場を対象にした「ファイブ・ステップス」による一次予防のための職場リスクアセスメント手順が英国安全衛生庁（HSE）の指針としてよく知られている。この「ファイブ・ステップス」の内容は、次に示すとおりである。

　(1)リスクの確認　→　(2)対象労働者の指定　→　(3)必要な追加措置の実施　→　(4)実施した措置の記録　→　(5)経営者による見直し

　このステップによれば、単にリスクの存在や計測データ、その重篤度を知ることではなく、必要な追加措置を確認して実施することを決め、その実施を含めて記録しておくまでがリスクアセスメントの内容とされていることに注目したい。

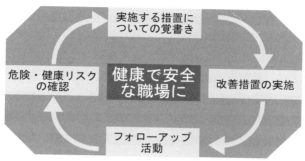

図３　フィンランドにおける事業場と産業保健サービスの協力を示す図式

出典：Halonen JI, Atkins S, Hakulinen H, Pesonen S, Uitti J. Collaboration between employers and occupational health service providers: a systematic review of key characteristics. BMC Public Health. 2017; 17(1):22. を参照して作成

　産業保健サービスの普及率でトップのフィンランドでは、簡明な「事業場と産業保健サービス協力」の手順が、特に小企業向けに、**図３**のように示されている。対応する必要のある危険と健康リスクを確認し、その予防に必要な改善措置を選定して実施する一次予防手順がとられる。小事業場の場合、産業保健チーム内の産業看護職が職場訪問してこの意味のリスクアセスメントと改善策実施に協力する。健康診断はこうした予防措置に加えて必要がある場合にのみ行われるので、必ずしも全員を対象とはしていない。職場訪問しての予防措置支援は、看護職のほか、産業医、衛生技術者、心理職、理学療法士が現場の必要に応じて分担する。このように、産業保健サービスの力点は、職場ごとに必要な予防措置を選定し実施する一次予防をサポートすることにおかれている。EU諸国では、産業保健サービスは、同様に一次予防支援中心にすすめられている。

　一次予防中心の産業保健サービスの利点がよく示されているのが、これらEU諸国ですすめられている心理社会リスクマネジメント（サイコソーシャル・リスク・マネジメントの頭文字からPRIMAと呼ばれている）の統一した取り組みである。多くの国で、政府・労働組合・経営者団体が、研究機関とともに協力して職場のメンタルヘルス向上を目標に、健康診断に頼ることなく一次予防中心の取

り組みをすすめている。

労働条件改善に軸足をおく米国トータルワーカーヘルス

　米国でも、職場レベルの健康対策として全国的に取り組まれている総合的職域保健（トータルワーカーヘルス、TWH）は、労働条件改善に軸足をおいているのが大きな特徴である。国立労働安全衛生研究所（NIOSH）は労働安全衛生局（OSHA）とタイアップして、労働条件改善の取り組みを中心にした健康保護と健康増進を一体化した取り組みとしてこのTWHを位置づけている。労働条件による健康有害要因のリスク低減に職場労使が取り組むなかで、労働生活上の有害要因を職場条件と切り離さずに取り上げる方針がよく示されている。このTWHの全国展開の根拠として、例えば労働ストレスによる死亡が年間12万件に及ぶと示されている。日本との人口比が2.5倍であることからみても、きわめて大きな警鐘である。職場の休業や転職にこうした労働条件要因による健康問題が大きな比重を占めているので、経営者の関心を労働条件改善にまず向けることが効果的だとの認識がある。ともすれば個人の生活習慣行動に重きをおきがちな健康増進活動とは、明らかに一線を画した取り組みになる。

　こうした職場の一次予防策重視が浸透している欧米両様の取り組みから学ぶべき点は多い。個人別の健康診断結果よりも職場要因に視野を広げた一次予防策による疾病予防と労働条件見直しに取り組むアプローチが、国際共通である。このような包括的視点からの労働条件向上策、その立場からの健康格差への取り組み、そこで重視される働き方見直しに軸足をおいた、未来志向の健康職場づくりへの方向づけに役立つメッセージだと受け止めたい。

3．就労特性に応じたグッドプラクティスの推進

　国際潮流は、包括的で良好なプラクティスを目標にした労使参加の一次予防手順を容易化していく方向にある。この共通の動きをそれぞれの国内で広めていくには、一次予防のためのチームサービス

による産業保健活動を、国際動向に合わせて取り組んでいく基軸としていくことがぜひ必要である。

共通した健康職場グッドプラクティス選定基準

　事業場における健康な職場づくりの良いプラクティスを集録し、すぐれた事例を報告する制度がEU、アジア地域や各国に成立している。その選定経過をみると、国際共通の見方が成り立っていることが分かるようになった。

　表2に、こうした安全・健康な職場実践を取り上げる判定規準を示した。EUの労働安全衛生機構（EU-OSHA）や日本産業衛生学会が毎年選定している「グッドプラクティス・サンプル（GPS）」の内容をみると、共通した取り上げ方をしている。アセアン諸国政府による労働安全衛生ネットワーク（ASEAN-OSHNET）も同様の趣旨で良好事例を収集している。このように、EUやアジア地域と共通している視点では、特定の有意義リスクの低減が図られているかだけでなく、他職場で同様に実践できるか、一般労働条件改善に取り組んでいるなかでの良好事例となっているかが、法規や倫理規範準拠と並んで重視されている。持続性があるかどうかも配慮されるから、それぞれの地域でほかの職場や業種に応用できるかどうかが、良いプラクティスの見方に組み込まれている。つまり、グッドプラ

表2　EU、アセアン諸国、日本における職域リスク予防のグッドプラクティス
　　　判定規準の比較

判定規準	EU 労働安全衛生機構 （EU-OSHA）	アセアン諸国連合 労働安全衛生ネットワーク （ASEAN-OSHNET）	日本産業衛生学会
有意義リスクの低減	＋	＋	＋
地元条件での応用	＋		＋
一般労働条件向上	＋		＋
法的基準との合致	＋	＋	＋
倫理原則の裏付け	＋		＋
持続性	＋	＋	＋

クティスを目標にするアプローチでは、常に、現場条件で実施可能な一次予防策を系統的に実践する視点が生かされている。

グッドプラクティス目標の健康職場づくり

　健康に働く職場推進に向けた国際共通の動向を知るには、こうした多面的な一次予防策を取り上げたグッドプラクティスの報告例を参考にすることができる。個別の危険有害要因を取り上げた職場改善ももちろん参考になるが、その職場レベルの経過を理解するには、労使が協力して心理社会要因を含む多領域にわたる作業負担・職場環境・作業組織を取り上げる視点を生かした事例が役立つ。いわば、業種ごとの健康リスクを、目に見えるハード面の要因だけでなくストレスや職場ハラスメントや心理社会要因にも焦点を当てて、ソフト面である円滑なチームワークのための広域の改善を図る視点が、大事な役割を果たしている。

　職場環境改善を扱った30余の諸論文から科学的根拠のある健康職場づくりの実施手順をまとめたガイドラインでは、**表3**に示すように、心身負担とメンタルヘルスを視野に入れた3つの要件を挙げている。このガイドラインが示すように、良好事例を活用して目標を設定し、多面にわたる改善策を取り上げ、労働者が改善活動の企画と実施に参加する仕組みを運用していくことで、効果的な職場環境

表3　科学的根拠に基づく職場環境改善の実施手順ガイドライン

職場環境改善の 基本則	職場環境改善における指針
良好事例の活用	対象とする組織／同業種にある良好事例を活用して実施可能な目標にする
多面多重リスクに目配り	現場の多面にわたる心身の負担状態に対する改善策を広く取り上げる
労働者参加型の企画	対象職場で労働者が改善活動の企画と実施に参加する仕組みを作る

出典：吉川徹，吉川悦子，土屋政雄，小林由佳，島津明人，堤明純，et al. 科学的根拠に基づいた職場のメンタルヘルスの第一次予防のガイドライン．産業ストレス研究．2013; 20(2):135-145. を参照して作成

改善がすすむ。小規模事業場を含めて、産業保健サービスの中心的
な役割は、こうした視点を生かして現場労使が健康リスクのある職
場条件を確認し、健康に働くための多面的な予防策を計画・実施し
ていくよう支援することにあるとみることができる。格差是正や、
健康診断の比重の大きい体系の見直しも重要となる。

　本書では、国際共通の経験を生かして効果的に現場労使を支援し
ていく方法について、検討することとしたい。

Ⅱ　健康に働く中核は一次予防に

　健康に働く職場条件を整えるために、職場の労使は、日常さまざまな職場環境改善策に取り組んでいる。それでも事故、職業病が報告されるのは、職場内の協力体制、作業方法や職場環境が安全で健康な範囲を逸脱する職場条件の変化がありうるからにほかならない。

　職域保健活動として大事なことは、職場条件の多彩な変化のもとで役立つリスクアセスメントを行い、その現場条件に見合った包括的な一次予防策をすすめていくことである。現場条件の変化は国により、業種により、その現場の構成により、また環境変化により異なるので、有効な予防策を現場条件に合わせて「積み上げていく」取り組みが望ましい。現場条件に見合った有効な予防策を支えていく手順が、国際共通の課題となっている。

1．職場の予防措置実施に結びつくリスクアセスメント

　職場ごとに異なる職域健康リスクに有効に対処するためには、その職場条件に沿ったリスクアセスメントを行わなければならない。このためのリスクアセスメントは、現場条件を単に観測したり数値評価したりすることではなく、職場条件に見合った予防策追加の要否を確認するまでの手順に当たると国際的に認識されるようになった。このように、単なる評価手順とみるのではなく、予防アクションに結びつくまでをリスクアセスメントと捉えることの意義は大きい。

「ファイブ・ステップス」におけるリスクアセスメントの内容

　今の国際共通理解では、取り上げるリスクについて現状で必要な予防措置を提案して実施に結びつけていくまでがアセスメントに当たることを、よく理解しておきたい。職場のリスクアセスメントを

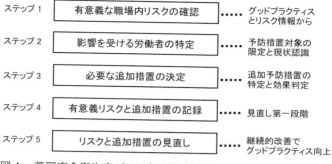

図4　英国安全衛生庁（HSE）が推奨するリスクアセスメントの
　　　「ファイブ・ステップス」の内容

出典：Health and Safety Executive. Five Steps to Risk Assessment. web-friendly version of
　　　leaflet INDG163(rev3). revised 06/2011. Health and Safety Executive. 2012. を参照し
　　　て作成

　行う手順として、英国安全衛生庁（HSE）が推奨している「ファイ
ブ・ステップス」がよく知られていることは、すでに述べた。労働
安全衛生マネジメントシステムのなかで重要な手順とされている。
図4に示すように、リスクの現状を調べて、必要な追加措置、特に
優先して実施する必要がある予防措置を確認して、事業者にそれが
分かるように伝えることが、アセスメントの意味に含まれているこ
とが分かる。必要な「追加措置」を決定して事業者に伝え、実施ま
でフォローしていくことがアセスメントに当たる。
　そのために、ステップ1と2で有意義な職場内リスクと影響を受
ける労働者を確認したら、ステップ3でリスク制御のためにその職
場で必要な追加予防措置を決定し、その措置による予防効果が十分
かどうかを指摘する。この追加措置は、その効果についての知見と
ともに事業者に明確に伝えられていなければならない。「ファイブ・
ステップス」では、その次のステップ4で、確認したリスクと追加
措置をまずきちんと記録しておくことに力点をおいており、その記
録がしっかりしていれば、最後のステップ5でリスクの取り上げ方
と予防措置について事業者が労働者と協力しながら、現に行ってい
る予防措置の適否を含めて見直すことができるとみている。

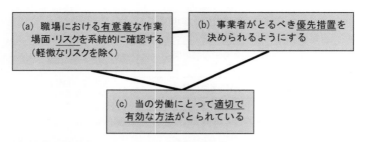

(a) 職場における有意義な作業場面・リスクを系統的に確認する（軽微なリスクを除く）

(b) 事業者がとるべき優先措置を決められるようにする

(c) 当の労働にとって適切で有効な方法がとられている

図5　英国労働安全衛生マネジメント規則が定めるリスクアセスメントの3要件

出典：Health and Safety Executive. Managing risks and risk assessment at work. を参照して
作成
https://www.hse.gov.uk/simple-health-safety/risk/steps-needed-to-manage-risk.htm
（access 2023.07.26）

リスクアセスメントの要件となる追加措置提案

　この意味の現場条件に従うリスクアセスメントのあり方をはっきりと示しているのが、**図5**に示した英国労働安全衛生マネジメント規則による3要件である。この要件のうち、(a)「作業場面・リスクを系統的に確認する」と(c)「適切で有効な方法がとられている」の2要件は、容易に理解できる。重要なのは、アセスメントとは、(b)「事業者がとるべき優先措置を決められるようにする」ことだとはっきり指摘している点である。

　この要件(b)が、「ファイブ・ステップス」のなかで最重要のステップ3の内容をよく示している。ステップ1と2で確認した職場リスクについて、ステップ3でとるべき追加措置を決められるようにする。アセスメントは、語の意味としては「評価、査定」に該当するので、リスクの度合いを指摘することを意味すると受け取られかねないが、決してそうではなく、事業者がとるアクションを特定することだというのが今の国際共通理解であり、この事実から私たちが学ぶ点はきわめて大きい。

リスクアセスメントにおける予防措置の取り上げ方

　このアクション指向のアセスメントのあり方は、英国はじめEU

表4　英国安全衛生庁（HSE）が示す小規模事業場リスクアセスメント表の例

事業場名：A. N.　　　リスクアセスメント月日：2011年3月30日

危害要因	被害を受ける労働者とその状況	すでにとられている措置	リスク管理のために必要な追加措置	責任者	措置期限	措置日
すべり、つまずき	職員と顧客がつまずいたり、漏出物で滑ったりするときに負傷	全職場の整理整頓の励行。階段、斜面、傾斜路など作業面の段差箇所を良好な状態に保つ	作業場を整えてつまずき要因がないことを確かめる	監督者	11年8月29日	
			歩行などに伴って雨水が作業場内に入り込まないように対策をとる	管理者		11年5月10日

出典：Health and Safety Executive. 2. Steps needed to manage risk. Managing risks and risk assessment at work. を参照して作成
https://www.hse.gov.uk/simple-health-safety/risk/steps-needed-to-manage-risk.htm
（access 2023.07.26）

諸国などにおけるリスクアセスメントの具体的な事例をみるとよく分かる。その一例を、**表4**に示した。英国安全衛生庁が「ファイブ・ステップス」に沿ったリスクアセスメントの事例としてウェブサイト上に示していた小規模事業場のリスクアセスメント表である。この例では、「すべり、つまずき」に対して、すでにとられている措置と必要な追加措置とを記入するようになっている。追加措置として、作業場の段差再点検と、雨水によるすべり対策とを記入している。この両措置のいずれにも責任者と措置期限を記入するようになっている。この例から、必要な追加措置を実際にとったかどうかまでを確認していけるようにするのがリスクアセスメントだということが、よく分かる。

　このように、リスクアセスメントが、事業場にある危険性や有害性の特定、リスクの見積もりだけでなく、とるべき予防措置の優先度を検討して有効なリスク低減措置をとるまでの一連の手順であることは、諸外国でも日本でも強調されるようになった。安全・健康リスクに関して「アセスメント」という用語が、日本でも広く使われるようになったが、この意味の予防アクションを含む用語として扱われていくことが望まれる。

2．包括的な予防策の積み上げ方

　安全で健康に働く職場に欠かせない一次予防策は、多様なリスクに対処できるよう包括的に取り上げ、職場条件に見合った柔軟なリスク低減措置を継続的に積み上げていくことが必要である。この点は、労働安全衛生マネジメントシステムの必要性が広く認識されるようになって、普及しつつある。そして、リスクアセスメントによる追加措置も、常に段階的に進めていくことになることがよく理解されるようになった。現在の知見と技術で十全だといえる予防措置を実施できる場面も確かにあるが、一般的には、現場ごとの条件で実施可能な予防措置を段階的に積み上げていくのが常だとみたい。

一次予防中心の職場プラクティス

　産業保健サービスは、この意味の継続的な予防措置の積み上げを支援する立場にあり、現場条件で実施可能な一次予防策についての合意形成に力点をおくことが強く望まれている。

　包括的な予防措置を行うリスクアセスメントの実際を、英国安全衛生庁のウェブサイトのもう一つの事例で示したのが**表5**である。食品調理・サービス業のリスクアセスメントが、包括的な予防措置を包み込む様子がよく示されている。危害要因としては、食品取り扱い、機器使用など作業中のリスクから、ナイフ、電気、高圧、転落を含む危険、有害化学物質、温熱負担、それに火災などの緊急時対応まで、多岐にわたって取り上げるべきことが、よく示されている。最近の傾向では、さらに心理社会要因、職場暴力、ワークライフバランスも重視されている。重要なのは、責任者と期限を定め、完了したかどうかまでを記入することになっている点である。そうした包括的な取り上げ方を、必要な追加措置実施を目標に、現場労使の協力で行っていることがこの表から学べる。

表5　給食調理・サービス職場のリスクアセスメント表
（英国安全衛生庁リスクアセスメント事例から）

危害要因	被害を受ける労働者	すでにとられている措置	必要な追加措置	責任者	期限	措置日
包丁、ナイフ	調理・給仕職員の切傷	包丁・ナイフ取り扱い訓練 救急箱と救急要員指名	包装除去時にナイフを不使用（カッター常備）	管理者	8月27日	8月1日
食品取り扱い	頻繁手洗いによる障害、皮膚アレルギー	食品取り扱い器具の使用 皮膚障害防止用の手袋 手作業後の迅速な手洗い	手洗い後十分乾かす 保湿クリーム使用励行 手の荒れ点検と報告			
洗剤との接触	洗剤と長期接触	皿洗い機の使用	手洗い後十分乾かす			
	清掃による炎症	容器ラベル、刺激剤非購入	保湿クリーム使用励行			
	洗浄剤蒸気ばく露	長い柄モップ・ブラシ、手袋	手の荒れ点検と報告			
ガス使用	爆発・漏洩で重症	ガス器具扱いの毎日点検 登録技師による定期保守 緊急時の接続遮断	燃焼安全装置の点検	管理者	8月27日	8月12日
電気使用	電気ショックによる重症	電気技師による定期点検 緊急時の電源切断	管理者による接続定検	管理者	8月27日	8月12日
		接続部の点検と保守 携帯器具漏電遮断器使用	電気技師による再点検と定期点検時期設定	管理者	8月27日	8月25日
火災	炎・煙による重症	www.communities.gov.uk/fire による火災リスクアセスメント	なし			
機器使用	機器の危険部位接触による重傷	操作手順・点検の職員訓練 全危険部位の防護装置 欠陥部位の同定と報告訓練 安全を最重視する修理	保守・洗浄時のスイッチ切断	管理者	8月27日	8月1日
転落	高所からの転落による重傷	電球取り換えに安全な脚立 脚立使用に関する訓練	なし			
高圧機器	爆発による重傷	有資格者による安全点検	なし			
温熱負担	調理員高温負荷	換気・送風による気温制御 適温条件での休憩	規則的な水分補給奨励	管理者	8月27日	8月1日
食事エリア	給仕・顧客の傷害	すべり、つまずき防止と資材扱いにおける諸対策	既述			

出典：Health and Safety Executive. 4. Common workplace risks. Managing risks and risk assessment at work. を参照して作成
https://www.hse.gov.uk/simple-health-safety/risk/common-workplace-risks.htm
（access 2023.07.26）

追加予防措置を継続的改善につなげるためのサポート

　産業保健サービスが小規模職場を含め広く普及しているフィンランドでは、さまざまな職場条件を反映したリスクアセスメント支援について、しっかりしたリスクアセスメント手順をとる場合と比較的簡明な手順で行う場合とがあってよいと認めているのが、大きな特徴である。そうした手順の差は認めながら、すべての職場で産業保健サービスの支援を受けられる体制を法規で定めていて、大いに参考になる。

　したがって、フィンランドで中小事業場用に用意されているリスクアセスメント方式は、英国の「ファイブ・ステップス」と同様に簡明な手順に重きをおいている。そのうえで、職場条件に見合うように行うリスクアセスメントは、小規模事業場であっても広い領域にわたるリスクを取り上げる包括的な取り組みでなければならないことが強調されている。フィンランドの小規模事業場用のリスクアセスメント表で取り上げる危害要因は、物理的要因、化学的および生物学的要因、災害要因、作業負担、メンタルな負担、緊急時を含

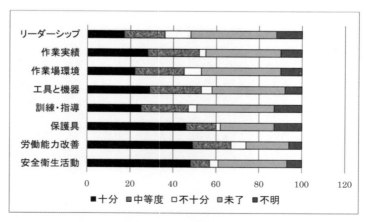

図6　フィンランドの事業場内の産業保健サービスによるリスクアセスメントによる予防措置の実施状況

出典：Anttonen H, Pääkkönen R. Risk Assessment in Finland: Theory and Practice. Saf Health Work. 2010; 1(1): 1 -10.（Table 3）をグラフ化

む環境要因の６領域全体を含むようになっている。作業負担には、作業姿勢、重量物取り扱い、反復作業、持続的座位または立位作業などが含まれ、メンタルな負担要因には、心理社会的環境、協力と公正な待遇の欠如、身体的心理的暴力、繁忙と休憩不足などが含まれる。包括的なリスクの取り上げ方をしていることは明らかである。

　興味あることに、フィンランドの事業場内のリスクアセスメントによる予防措置の実施状況が報告されており、**図6**に示した。調査時点でアセスメント未実施の事業場も３割前後ある。実施した事業場の一部で不十分だった場合も一定程度認められる。この調査報告からも、職場の実状に合わせた柔軟なリスクアセスメント手順を支えていくことが重要と分かる。産業保健サービス利用を全事業場に義務づけるフィンランドで、こうした実態に合わせて産業保健サービスの普及が図られていることに、学ぶべき点は多い。

３．国際動向に見合った一次予防グッドプラクティス事例

　すでに述べたように、国際潮流は、包括的な予防措置を目標にした労使参加の一次予防手順を容易化していく方向にある。この方向に沿って各国で取り組まれているのが、この意味のグッドプラクティスを選定して公表する動きである。そうしたグッドプラクティス事例の選定経過をみると、すでに述べたように、EU、アジア諸国、日本国内を含め、共通して、包括的な一次予防中心の取り組みに力点をおく判定規準を適用しており、国際共通の見方が成り立っている。国内では、日本産業衛生学会が公開している好事例から、国際動向に合わせて国内で進行中の一次予防策推進の良いヒントを探ることができる。

日本産業衛生学会が公開するグッドプラクティス事例

　日本産業衛生学会生涯教育委員会が「グッドプラクティス・サンプル（GPS）」の名称で募集しているのは、産業保健専門職の生涯教育の資料となる良好実践事例である。応募された事例から、産業保

健業務を推進するうえで参考にできる良好実践事例に該当するもの
を選定して、http://www.sanei.or.jp/gps/databaseにアップロード
してある。2023年5月時点で199番まで集録されている。各応募事例
は、Ａ４判２ページの書式で、「改善・取組みの背景と課題」、「改
善・取組みの着眼点」、「改善・取組みの概要」、「効果」を述べる。
視覚教材としての位置づけもあり、改善例もしくは改善前後の写
真・図表が添えられる。

　この応募事例から、毎年、GPS賞が選定され表彰されており、ア
ップロードされている事例全体から実地に行われているグッドプラ
クティスの動向を知ることができる。特に、この応募に当たっては、
この生涯教育委員会が定めた「産業保健生涯教育ガイドライン要
綱」による産業保健業務の16ステップのどのステップに対応する良
好実践事例かを報告することになっている。この16ステップは、(1)
産業保健活動を職場に組織する（方針と組織体制）、(2)職場の健康
リスクの総合評価と対策を推進する（有害要因の確認、健康影響、
必要な健康リスク対策）、(3)連携して産業保健活動を充実させる（ケ
ア、環境マネジメント、科学的研究、監査）、(4)専門能力をいっそ
う向上させる（専門能力、コミュニケーション能力）からなり、応
募した良好実践の産業保健業務における位置づけが分かるようにな
っている。

　応募例の多くは、16ステップから複数の関連ステップを挙げてお
り、特定リスクの低減が図られているかだけでなく、労働条件改善
に取り組む包括的な予防措置をとっているかどうか、継続的改善に
つながっているかどうかも配慮されていることが分かるようになっ
ている。アップロードされている事例の６割ほどが一次予防措置を
良好実践として報告していて、二次予防措置がこれに次いでおり、
三次予防措置も１割弱の事例で取り上げられている。良好実践事例
として、一次予防策に力点がおかれつつあるとみてよい。

健康職場づくりに向かう良好事例の特徴

　この日本産業衛生学会のグッドプラクティス・サンプルのうち、予防措置実施に結びついた特徴的な報告を**表6**に示した。一次予防としては、人間工学改善、化学物質対策、メンタルヘルス向上策、参加型改善が多かったので、それぞれの例を示した。二次予防としては、健康診断結果に基づく健康管理の充実と保健指導による健康増進策が多く、また、三次予防では職場運営支援を兼ねた復職支援が中心だったので、その代表例を挙げてみた。健康職場づくりの経験が、着眼点がさまざまながら職場労使による多角的な対策を支援する方向をとっている点で共通している。現場条件による差はあっても、国際的な動向にも沿って、一次予防策に力点をおく取り組みが多くの事業場で良い成果を挙げつつあることを強調したい。

　産業保健業務の良好事例集は、これからの健康職場経営の支援を効果的に行っていく際の良い基盤になることが、期待される。一次予防策に力点をおく産業保健のあり方を検討していくに当たって、アップロードされているグッドプラクティス・サンプルが有力なヒント集になることが、特に印象的である。

　次項では、一次予防のための人間工学改善とメンタルヘルス向上に共通して効果的な手順を取り上げて、検討したい。

表6　日本産業衛生学会生涯教育委員会グッドプラクティス・サンプルにみる特徴的な8事例

事例	予防域	着　眼　点	追加措置の内容
1	一次予防	介護職場の人間工学改善	組織的な作業負担軽減と意識改革促進
2		化学物質リスクアセスメント	排気装置と保護具着用によるばく露管理
3		衛生管理者と衛生教育	快適職場づくりに連携して多職場で実施
4		メンタルヘルスに一次予防策	確認されたストレス要因への組織的な介入
5		過重労働対策に参加型改善	産業保健職がコーディネートする多領域策
6	二次予防	国保組合通じての石綿対策	健康管理と職場支援を組み合わせた連携
7		チーム対抗で健康習慣定着	組織的な保健指導による心身の健康増進
8	三次予防	メンタル不調者の復職支援	日常的職場運営支援とラインによるケア

出典：日本産業衛生学会 Good Practice Samples. GPS閲覧. 日本産業衛生学会. を参照して作成
https://www.sanei.or.jp/gps/database/index.html（access 2023.07.26）

Ⅲ　人間工学とストレス予防策の活用

　健康に働く職場づくりに、人間工学とストレス予防策の応用がさまざまな業種ですすんでいる。人間工学の応用も、ストレス予防策の適用も、多面にわたる改善策を実施していくことになるので、働きやすい職場環境に必要な包括的な取り組みに大いに役立っている。

　職域保健活動に人間工学応用が広まったのは、さまざまな作業関連健康障害が大きな問題になり、その予防に人間工学対策が欠かせないことが広く認識されるようになったからである。最近の産業ストレス対策に当たっては、心理社会要因を含めて職場環境を幅広く取り上げる包括的な一次予防策が必要であることから、同じ視点で取り組まれるようになった。作業関連の健康障害とストレス予防に共通した取り組みが国際的に進行中であることに注目したい。

1．職場の人間工学応用とストレス対策に共通した取り組み

　職場の労働者と管理者が協力し合って人間工学を応用して幅広く作業条件を整えていく参加型改善が国際的に普及している。近年各国で進展している職場ストレス対策でも、心理社会要因も含めて同じように幅広く作業条件を取り上げる参加型改善が進行中である。その取り組み方に共通点が少なくないことから、効果的な職場環境改善のすすめ方に、良いヒントが得られている。

幅広い人間工学応用と職場ストレス対策の比較

　小規模職場を含めて国際的に普及してきた参加型職場環境改善では、国際労働機関（ILO）が開発した中小企業向けのグループ討議主体の方式がよく知られている。人間工学を広く応用した作業負担軽減、作業場環境整備、作業組織の改善に力点がおかれ、その広域にわたる改善策は、ILOと国際人間工学会が共同編集した「人間工学

表7　職場環境改善による人間工学応用と職場ストレス対策の比較

目標	改善の力点	主な手順	容易化ツール
人間工学の応用	作業負担、作業場環境、休養条件	職場巡視に基づくグループ討議、管理者含めての改善策選定と実施	多領域にわたる作業改善策チェックリスト
職場ストレス対策	心身負担、勤務制、仕事しやすさ、作業場環境、相互支援	職場検討会によるグループ討議と改善提案、改善計画の合意、実施	現場に合わせたメンタルヘルスアクションチェックリスト

チェックポイント」にまとめられている。その第2版は2010年刊行で、2014年に日本語訳も出版されている。その後、ストレス対策を取り上げる参加型改善法が日本と韓国を中心に普及するようになり、「職場ドック」方式などとして中小企業、医療介護、自治体などで実施されている。そのストレス低減策をILOがまとめた「職場ストレス予防チェックポイント」が2012年に刊行され、この日本語訳も2015年5月に刊行された。参加型改善を行う場合には、それぞれの職場に見合った改善策を選んで、20〜40項目ほどのアクションチェックリストにまとめて、現場条件をチェックした結果を集団討議する方式が通例である。人間工学応用を主体とする場合と、ストレス予防策を組み入れる場合とで、それぞれ特徴もあるが共通点も多い。

　表7に、人間工学応用に力点をおく場合と職場ストレス対策に力点をおく場合の、職場改善のすすめ方の特徴を比較して示した。ともに幅広い作業条件の改善を目標とする点で同じとみられるが、ストレス対策の場合には、心理社会要因に見合った心身負担と情報共有に視点が広がっている。この改善手順を容易に行えるようにしているのが改善策を提案するためのアクションチェックリストなどの討議ツールの活用であり、その点も、共通している。

　労働者参加型の職場環境改善は、安全分野では経済成長とともに早い時期から普及してきた。健康面では、腰痛、頸肩腕障害、循環器障害など複合要因による作業関連健康障害が大きく取り上げられるようになって次第に普及してきた。1980年代以降に作業関連の安全と健康をまとめて取り上げる事業者責任を重視する国際基準が採

択されて、ILOがその安全健康要因に広く視野を広げた参加型職場環境改善手法として「ワイズ方式」を広めるようになったことが、良い契機となった。ワイズ方式の呼び名は、小規模事業場労働改善の頭文字に当たるWISE（Work Improvement in Small Enterprises）から由来し、小規模事業場中心にILOの支援で多くの国に普及した。2003年の全加盟国政労使代表によるILO総会決議「労働安全衛生世界戦略」のなかで、このワイズ方式による実際的な改善策実施を広めていくよう推奨したことが、よく知られている。各国に普及するとともに、国内でも注目されるようになり、さらに心理社会要因を含む職場ストレス対策に同様の参加型手順が活用されるようになった経緯がある。

職場ストレス対策へ向けての改善領域の広がり

　参加型改善に共通しているのが、自職場で実施可能な改善策を集団討議で提案して計画する点である。そこで、その集団討議に用いられる提案方式チェックリストの項目内容を比較したのが**表8**である。この表の改善領域は、ILOがまとめた「人間工学チェックポイント」の分類に従い、それぞれの領域に当たるチェック項目数を示した。人間工学応用では、業種間で同様の取り組みが普及しつつあるなかで、類似した改善策が多用されていることが分かる。小規模事業場の場合に集中して取り組まれるようになったのが、仕事しやすさと作業場環境に対する改善であるが、福利厚生施設、休息時間にも改善域が広がっており、こうした改善域の特徴は、農業、建設業を対象にする場合も同様である。労働組合主導による職場環境改善は、連合などの支援を受けた国際労働財団がアジア各国で実施してきた参加型改善であるが、ほぼ同様の領域にわたっている。これらと比較すると、職場ストレス対策における参加型職場環境改善では、国際的に知られるようになったメンタルヘルスアクションチェックリストの場合も、それをさらに簡易化した「職場ドック」チェックシートの場合も、仕事しやすさ、作業場環境にも対応しながら、

表8　人間工学応用を主体とする場合と職場ストレス対策のための改善アクションチェックリストの領域別項目数

改善領域	人間工学応用を主体とする職場改善				職場ストレス対策の職場改善	
	小規模事業場の職場改善	農業労働改善	建設現場改善	労働組合主導職場改善	メンタルヘルス対策チェックリスト	職場ドックチェックシート
保管と移動	8	9	4	6	1	1
ワークステーション	8	7	4	6	3	2
機器の安全	7	5	5	5	1	1
作業場環境	13	10	6	6	3	2
福利厚生施設	3	4	3	3	1	1
情報の共有	3	2	2		8	5
勤務時間制	—	2		1	4	3
社会的支援	—	—		—	5	4
緊急時の備え	3	3	2	1	4	4
そ　の　他	—	—	4	2	—	—
合計項目数	45	42	30	30	30	23

さらに情報の共有、相互支援に改善域を広げ、勤務時間の内容、緊急時の備えにもいっそう目配りするようになってきた。

２．効果的なストレス予防策の範囲

　人間工学応用から職場ストレス対策へと対策の範囲が広がってきたのは、作業関連健康障害対策の重要性が認識されてきたのに加えて、さらに過重労働が社会問題として大きく取り上げられ、メンタルヘルスには、組織的な対策がいっそう必要だと分かってきたからである。つまり、仕事しやすさ、作業場環境面の改善に併せて、職場内コミュニケーションの改善、勤務時間・休息の組み方、安心できる職場のしくみが重要とされる。そうした改善領域の広がりに応じた組織的な取り組みが、国際的にも、国内でも、共通認識になっていると受け止めることができる。

職場ストレス一次予防策が広域にわたる理由

　この改善領域の広がりは、EU諸国における心理社会リスクマネジ

メントの取り組みでは、いっそうはっきりしていて、大いに参考に
なる。**表9**は、EU諸国共通の心理社会リスクマネジメントが取り上
げる危害要因の範囲を示す。世界保健機関（WHO）の心理社会リス
クに関するガイドラインでも、同様の幅広い組織的な対策の取り上
げ方を推奨している。仕事内容と勤務スケジュール、環境と装置に
着目するほか、組織文化、職場内の対人関係、組織における役割と
キャリア展開、さらに家庭と職場のインターフェースを危害要因の
範囲に含めている。組織文化を重視する視点で心理社会リスクに対
処するよう推奨している。

　このような組織的対策の内容としては、職場の組織のあり方と指
揮系統とによる勤務負担全体への配慮が重視されている。組織文化

表9　ヨーロッパ連合による心理社会リスクマネジメントが取り上げる
　　　危害要因の範囲

仕事関連の心理社会的な危害要因	
仕事内容	多様性の欠如または短期的な作業サイクル、連続性のない仕事または意味のない仕事、スキルを十分に生かすことができない仕事、不安定性の高い仕事、作業中に他者との接触が続く仕事
作業量と作業速度	作業量が過剰であるか過少である、機械の速度に合わせた作業速度、厳しい時間制限が課せられる、納期に対する切迫感の継続
勤務スケジュール	交代制、夜間勤務、柔軟性のない勤務スケジュール、労働時間を予測することが難しい勤務、長時間勤務または非常に特殊な勤務時間
裁量度	デシジョンメーキングへの参加がほとんど認められていない、作業量・作業速度・交代制を調整することができない
環境と装置	装置を適切に利用することができない、適切な装置が配備されていない、メンテナンスが適切に実施されていない、劣悪な労働環境（スペースの不足、照明の不足、過剰な騒音）
組織文化と機能	コミュニケーションの不足、問題解決および人材教育に対する支援の不足、組織目標が定義されていないか組織目標についての合意が得られていない
職場における対人関係	社会的または物理的孤立、上司または同僚との交流の不足、対人関係における対立、社会的支援の欠如
組織における役割	役割が不明確、役割と関連する対立、人々に対する責任
キャリアの展開	キャリアの停滞と不明確性、昇進の機会の不足または過度な昇進、不十分な給与、雇用の不安定性、労働に対する社会的価値の低下
家庭と職場のインターフェース	仕事と家庭のバランスの欠如、家庭における支援の欠如、仕事と家庭の両立に関する問題

出典：Leka S, Cox T. The European Framework for Psychological Risk Management:
　　　PRIMA-EF. Institute of Work, Health and Organizations ／ WHO. 2008.（p.2, Table
　　　1.1)

面では、コミュニケーションの不足、問題解決および人材教育にお
ける支援の不足、組織目標についての合意形成過程にわたる日常の
組織的な取り組みの内容を指摘している。それと併せて、職場内の
交流と支援、キャリアの明確さなどを挙げていて、働き方への多面
的な取り組み方を重視している。

職場ストレス対策における包括的予防措置の位置づけ

　このように職場ストレス対策で作業組織面にわたる対応を重視す
る背景を理解するうえで、**図7**に示すEU諸国共通の職場心理社会リ
スクについての関連指標と予防的措置・介入の関係図が参考になる。
　職業性ストレスに影響する要因として、社会的要因、組織的要因、
個人的労働要因を挙げており、個人の特性にも関係しながら職業性
ストレスがもたらされるとみる。この関係図で重要なのは、そうし
た一方向だけの要因・影響関係ではなくて、さらに2つの追加的な

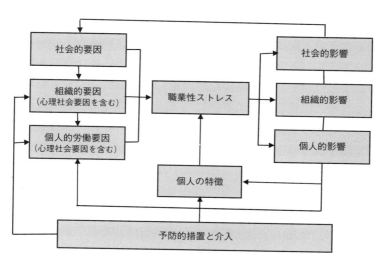

図7　EU諸国共通の職場における心理社会リスクに関する指標モデルと
　　　予防的措置・介入の関係
出典：Leka S, Cox T, editors. PRIMA-EF: guidance on the European framework for
　　　psychosocial risk management: a resource for employer and worker representatives.
　　　World Health Organization. 2008.（p.15, Figure 2）

インパクトを指摘していることである。第1には、ストレス影響が跳ね返って個人特性にも元のストレス要因にも変化を及ぼしていること、第2には、職場に日常存在する予防的措置・介入努力により諸ストレス要因自体を変えていっていることを指摘する。この双方向モデルでストレス要因・影響関係を捉えているので、改善に当たって組織的要因をいっそう重視する方針になることが理解できる。

3．効果的な多領域予防策提案・実施のすすめ方

　人間工学応用の場合も、職場ストレス対策の場合も、包括的な多領域にわたる予防措置をとる必要があり、その包括的な改善領域の幅は、ストレス対策の際にいっそう広がって必要とされていることは、明らかである。一次予防策を計画し実施する手順にも、その領域の違いは反映されているとみることができる。多領域にわたる予防策のなかから現場条件に見合った対策を提案していく効果的な手順を、最近の参加型職場環境改善事例から探ることができる。

人間工学応用と職場ストレス対策に特徴的な改善手順

　国際潮流からみて、包括的な予防措置を目標にした労使参加の一次予防手順は、すぐ実施可能な予防策に力点をおいて労使がすぐの実施を目標に協議していく方向にある。この方向に沿って各国で取り組まれている人間工学応用と職場ストレス対策の参加型職場環境改善手順を図8に示した。どちらの場合も、良好事例に適用されている改善策を参考に、集団討議により現場条件で優先度の高い改善策をすぐ提案していく手順をとる。このステップのとり方は、EU、アセアン諸国、中国、韓国や日本国内含め、共通している。

　このうち、職場ストレス対策の実施手順は、人間工学応用の場合と基本的に同様であり、容易化されている。例えばメンタルヘルスに役立つ参加型改善手順として応用がすすんでいる「職場ドック」手順の場合は、良好事例に学んで改善点を提案していく手順がさらに容易化され、メンタルヘルスアクションチェックリストの項目に

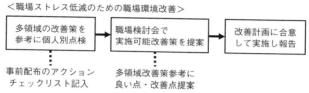

<＜人間工学応用による小規模職場環境改善＞>

| 多領域の良好事例から改善策を学ぶ | グループ討議ですぐの改善策を提案 | 改善計画に合意して実施し報告 |

職場巡視でアクションチェックリスト記入　　　多領域改善策参考に良い点・改善点討議

<＜職場ストレス低減のための職場環境改善＞>

| 多領域の改善策を参考に個人別点検 | 職場検討会で実施可能改善策を提案 | 改善計画に合意して実施し報告 |

事前配布のアクションチェックリスト記入　　　多領域改善策参考に良い点・改善点提案

図8　人間工学応用と職場ストレス対策の参加型改善手順の比較

示される実施可能策を参考にした改善計画が立てやすくなっている。

ストレス対策に欠かせないコミュニケーション改善策

　多領域にわたる同時改善を効果的にすすめるには、メンタルヘルス向上に役立っている「職場ドック」活動の経験が役立つ。その手順を解説した『メンタルヘルスに役立つ職場ドック』（2015年、労働科学研究所刊）は、最近その韓国語版も出版され、日韓両国での経験交流もすすんでいる。その広域の改善成果をみると、伝統的な人間工学応用にも手がかりを得ながら、情報の共有、コミュニケーション領域を重視していく傾向がはっきり認められる。韓国からも同様の経験が報告されている。

　表10に、そうした最近の成果から、メンタルヘルスのための職場環境改善で提案されやすい改善項目の例を示した。仕事のやりやすさ、作業場環境の整備の領域は、人間工学応用策が中心で、そうした改善がメンタル面にも有利になることが容易に理解できる。基礎的な職場改善策に加えて、情報の共有、相互支援など有形無形に職場内のコミュニケーション向上に役立つ改善策が重要な位置を占めていることに注目したい。毎年職場ドックを多数職場で並行実施し

表10　メンタルヘルスのための職場環境改善で提案されやすい改善項目の例

A. 情報の共有	ミーティングを定期開催、掲示板・スケジュール表の掲出
B. 仕事と休みのバランス	残業時間上限、ノー残業デー、有給休暇を予定表で確認
C. 仕事のやりやすさ	届きやすい材料、肘高で作業、ラベル・色分け、安全装置使用
D. 作業場環境の整備	照明・換気・音環境の整備、衛生的トイレ・手洗い、休憩室
E. 職場内の相互支援	上司と相談しやすい条件、同僚間の支援、懇親・交流の場
F. 安心できる職場のしくみ	ストレス軽減研修、救急措置、心のケア窓口、暴力対策

出典：「事業場におけるメンタルヘルス対策を促進させるリスクアセスメント手法の研究」
班．いきいき職場づくりのための参加型職場環境改善の手引．平成27年度厚生労働科
学研究費補助金（労働安全衛生総合）（H25-労働-一般-009）．2017．を参照して作成

ている高知県・京都府・北海道などの自治体の例では、小ミーティ
ングの開催、スケジュール表の掲出、上司との間または同僚間の支
援のような職場内で合意がとりやすいコミュニケーション改善策が
多く取り上げられている。

　このようにコミュニケーション改善に力点をおく場合、職場内の
現状については参加労働者の間で分かり合えているとみてよい。こ
のことが、ストレス対策では、短時間の職場検討会で改善策を提案
しやすい根拠になっているとみることができよう。

職場環境改善に結びつくメンタルヘルス

　同じように、職場内のコミュニケーションに重きをおく改善は、
EU諸国の心理社会リスク対策でも同様とみられる。典型的な一例
として、英国安全衛生庁（HSE）によるストレス対策のアクション
プラン例を、**表11**に示した。夏季休暇時にピーク負担がしばしば生
じることが過重労働負担となることへの対策例である。この表は、
前項で述べたリスクアセスメントの心理社会リスクへの実施例に当
たる。この過重リスクに対する対応アクションが確実にとれる手順
と改善実施までが明示されている。過重負担についてのコミュニ
ケーション改善を基盤に、ピーク時の部署間の応援と休暇予定の調
整とによる負担軽減を実行に移すまでが述べられ、分かりやすい改

表11　英国安全衛生庁（HSE）によるストレス対策アクションプラン例

目標	期待する状態	現在の状態	実際的な解決策	誰が担当？	いつ？	フィードバック方法？	アクション完了？
合意した労働時間内で達成できる仕事量にする	平均ないし良い実績	夏季休暇期にピーク負担がよく生じる	1．良い計画を立て、ピーク時に他部署が応援する	1．ライン管理者が上司に提案	1．次の上司会議で	1．月例会と社内報で	完了（予定月日）
			2．休暇予定と夏季負担を月例会で話し合う	2．全員が管理者指導で	2．すぐに	2．月例会のときに	完了－実施中

出典：Health and Safety Executive. Managing the causes of work-related stress. 2nd ed. Health and Safety Exective. 2007.（p.48）

善例となっている。メンタルヘルス対策では、現場の状況と情報の相互理解について、日常の共同体験があり、有効な対策を集団討議する素地があることが、この表からも理解できる。

　職場ストレス対策の場合に、参加者の現状理解が職場内で構成されていて、チェックリストの事前記入がその現状の共同理解を促すことから、職場検討会の開催が実効ある改善策の提案・実施に結びつきやすいとみることができる。ストレスに関するリスクアセスメントの対策実施までの手順が、人間工学応用の経験を生かしていっそう分かりやすく共有しやすくなっていることに着目したい。

◆　　一次予防の推進

Ⅳ　健康職場推進チーム力の充実を

　就業構造の多様化のもと、さまざまな産業現場で働くすべての労働者に共通して効果的な産業保健サービスを提供する体制が緊要な課題になっている。2018年の5月初めにかけてダブリンで開催された国際産業保健学会（ICOH）でも、現状で産業保健サービスが対象とする労働者は世界全体の約25％にとどまることから、「すべての労働者に」の目標に向けてどう効果的に取り組んでいくかが、話題の中心だった。産業保健の国際基準が国際労働機関（ILO）条約を中心に整備され、職業性疾病のなかで心理社会要因、過重労働対策が重視されるようになり、また職業がんやアスベスト関連疾患が改めて注目され、一次予防中心の産業保健サービスをどう普及していくかが国際共通の関心事になっている。

　国内では、産業保健サービスの対象となっている労働者は80％を超えるとされているが、特に小規模の職場では予防中心のサービスが行き届いていないことが指摘されている。国際標準の産業保健サービスの内容を検討して、小規模事業場を含めての産業保健サービスをどう構築していくかが、今の大きな課題になっている。

1．国際基準からみた健康職場づくり推進のための産業保健活動

　近年よく整備されてきた国際基準は、この目標に向けた問題点の検討に役立つ。国内でもそれに合わせた取り組みが重ねられており、そうした動きを受けて、産業保健サービスを一次予防主体に組み替える方向を中核にした2011年の学術会議提言が出されたのである。このように、国際標準からみてどの点に力点をおくかを検討することが望まれる。

ILO基準に準拠した産業保健の捉え方

　産業保健サービスの国際基準としては、1980年代にILO第155号「職業上の安全及び健康に関する条約」（1981年）、第161号「職業衛生機関条約」（1985年）が、すべての労働者の安全健康策に事業場労使が主体となって一次予防中心に取り組む方向を明確に定めている。

　図9に、この２つのILO条約による国と事業場の予防措置の定め方を示した。事業場による自主管理を基盤にして、国がその政策と法規、監督と支援の体制を確立したうえで、事業場レベルで自主的に安全健康な作業条件を非常事態を含めて確保する責任を持つことが基本的な方向となっている。包括的予防措置として、健康面を含めて一次予防の作業環境・作業方法の改善に力点がおかれていることに注目したい。

　表12は、この２つのILO条約による事業者義務としての安全健康リスク対策の内容を示す。第155号条約は、労使協力による安全健康リスク対策の枠組みを示す。第161号条約では、現場の環境と慣行の監視、環境衛生と人間工学面を含む予防措置、そのための情報提供と訓練に力点がおかれる。その有効性を確かめる意味での作業の人への適合状況と健康の監視、労働災害と職業性疾病の原因調査が挙げられている。小規模事業場の場合に、グループとしてまとめて産業保健サービスを提供する体制についても述べている。

　このように、健康面を含めて一次予防策に取り組む方向が、**図10**に示した両条約による健康職場づくりのすすめ方によく示されている。事業場レベルで自主計画・目標を設定したら、複合要因に基づく包括的予防策を実施していくことが求められる。労働者の健康を監視する体制は、計画的な一次予防策実施の枠組み内に位置づけられている。このためEU諸国をはじめ、北南米諸国やアジア諸国を含めての国際基準準拠の産業保健サービスでは、一次予防措置をとる体制のための助言と作業・環境管理措置の技術的支援を主体にサービスを提供する方向が明確になっている。

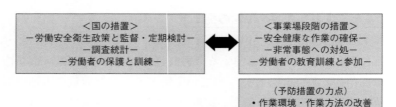

＜国の措置＞	＜事業場段階の措置＞
－労働安全衛生政策と監督・定期検討－ －調査統計－ －労働者の保護と訓練－	－安全健康な作業の確保－ －非常事態への対処－ －労働者の教育訓練と参加－

（予防措置の力点）
・作業環境・作業方法の改善
・作業場環境と健康の監視

図9　国際労働安全衛生基準（ILO第155号、161号条約）による国と事業場の措置内容

表12　ILO第155号、第161号条約による事業者義務としての安全健康リスク対策

第155号条約 （職業上の安全及び健康）	・作業場、機械、装置、工程が安全で健康への危険がない 　（2以上の事業者がいる場合の協力） ・非常事態と事故への対処 ・労働者の協力、情報提供と訓練 ・窮迫重大危険からの退避権
第161号条約 （職業衛生機関）	・健康に影響する環境・慣行の監視 ・作業組織、機器選定と保守、使用化学物質対策 ・職業上の安全・健康の確保、人間工学対策、保護具 ・作業の人への適合、健康の監視 ・職業上の健康・衛生・人間工学の情報および訓練 ・労働災害と職業性疾病原因の分析

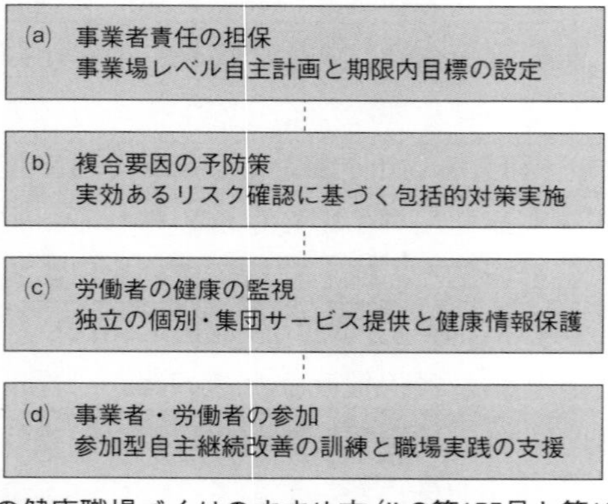

(a)　事業者責任の担保
　　　事業場レベル自主計画と期限内目標の設定

(b)　複合要因の予防策
　　　実効あるリスク確認に基づく包括的対策実施

(c)　労働者の健康の監視
　　　独立の個別・集団サービス提供と健康情報保護

(d)　事業者・労働者の参加
　　　参加型自主継続改善の訓練と職場実践の支援

図10　国際共通の健康職場づくりのすすめ方（ILO第155号と第161号条約による）

産業保健活動の国際的な動きの普及

　この1980年代の国際基準は、法規制による安全健康管理体制でなく、事業場の自主的な予防措置に力点をおく必要を反映している。その後、この自主対応重視の潮流が国際的に広がり、1990年代に現場条件に合わせた自主予防措置を計画的に行う労働安全衛生マネジメントシステムが国際的な主流のすすめ方となった。2000年代になって、そのマネジメントシステムに沿った計画（Plan）・実行（Do）・見直し（Check）を自主的に労使参加で行って継続的改善（Act）に結びつけていくPDCA手順が普及したことは、よく知られている。この参加型の予防措置手順は、国内でも、広く受け入れられるようになった。

　この自主的な予防措置の計画・実施による産業保健の手順を解説したのが、日本産業衛生学会生涯教育委員会による「産業保健生涯教育ガイドライン要綱」（2004年）である。**図11**に示すように、16ステップの手順として示されていて、職場条件に適した予防措置実施は、ステップ5からステップ9までの「職場の健康リスクの総合監視と対策を推進する」の各措置にまとめられている。職場ごとに健康リスクを特定し、必要な予防措置を選定して、実施していく手順を示している。この各ステップが示す予防措置のすすめ方は、産業保健サービスにおけるPDCA手順に当たる。

　このガイドライン制定に併せて、日本産業衛生学会として毎年、産業保健グッドプラクティス経験を募集するようになった。応募のあった実践報告のうち、広く参考になる事例が選ばれて、学会の年次大会の折りに表彰されている。注目されるのは、その応募の際に、報告するグッドプラクティスが、16ステップのどれとどれに該当するかを記載するようになっている点である。その事例の多くは、この職場内のPDCA手順に該当するステップの実施例として収録されていて、多様な産業現場における効果的な予防措置手順を知る良いグッドプラクティス集となっていることは、すでに述べたとおりである。

<A. 産業保健活動を職場に組織する>

| ステップ1：産業保健活動の課題を理解 |
| ステップ2：産業保健に必要な情報・ニーズを把握 |
| ステップ3：産業保健方針と計画を確立 |
| ステップ4：産業保健組織を確立し維持 |

<B. 職場の健康リスクの総合監視と対策を推進する>

| ステップ5：健康有害要因を特定 |
| ステップ6：労働者の健康影響を監視 |
| ステップ7：現場に必要な健康リスク対策を選定 |
| ステップ8：健康リスク対策の実施を推進 |
| ステップ9：健康増進活動を促進 |

<C. 連携して産業保健活動を充実させる>

| ステップ10：作業適性と病後復職を支援 |
| ステップ11：救急とプライマリーケア体制を確保 |
| ステップ12：環境マネジメントを促進 |
| ステップ13：科学的研究とその普及に貢献 |
| ステップ14：産業保健活動を監査 |

<D. 産業保健専門能力をいっそう向上させる>

| ステップ15：産業保健専門能力を向上 |
| ステップ16：コミュニケーション能力を発揮 |

図11　日本産業衛生学会「産業保健生涯教育ガイドライン要綱」による
産業保健活動の16ステップ

出典：日本産業衛生学会生涯教育委員会．産業保健生涯教育ガイドライン要綱．日本産業衛生
学会．を参照して作成
https://www.sanei.or.jp/about/report/activity/individual.html?entry_id=50（access
2023.07.26）

2．基本サービスからの段階的な進展

　この国内外の進展は、これからの産業保健サービスのあり方を検討する際の良い手がかりになる。産業保健領域の国際交流でも、この一次予防中心の産業保健サービスを多くの中小企業の労働者の場合にどう提供するかが、話題の中心になる。インフォーマルな職場も含め予防中心の助言・支援を行うには、現場条件の格差の大きい現状に合わせた段階的なすすめ方が必要である。この意味の基本的な予防支援サービスのあり方が検討されている。

産業保健サービスの段階的な進展の捉え方

　この方向に沿った産業保健サービスの動向をよく示しているのが、2008年に韓国ソウルで開催された第18回世界労働安全衛生会議

表13　国際産業保健学会（ICOH）ソウル声明（2015）による産業保健サービスの推進策

ソウル声明：すべての労働者のための産業保健サービスの推進（2015）	
基本政策	・161号条約に基づく国の政策を定める法規と戦略 ・すべての労働者にサービスを提供する体制の確立
実施方策	・小規模事業場、インフォーマル職場を含む産業保健体制 ・産業医・産業看護職による基本サービスの提供による支援策
専門能力とその訓練	・有害要因、職業病、事故の予防、健康増進、復職などを含むニーズに合わせた産業保健サービス ・若年・高齢者、女性、移住労働者など社会的弱者への取り組み ・効果的な産業保健サービスに必要な能力育成と訓練
国際協力とネットワーク	・情報と良好実践の共有とガイドライン ・地域保健との協調、社会保障・労使との協力、ネットワーク化

出典：Kang SK. Seoul Declaration on Safety and Health at Work. Ind Health. 2009; 47(1): 1-3. を参照して作成

で発表され、2015年に同じくソウルで開催された第31回国際産業保健学会で採択された「ソウル声明」である。その概要を**表13**に示した。第161号条約の示す産業保健サービスをすべての職場に提供することが、改めて基本政策として指摘された。小規模事業場、インフォーマル職場を含めて産業医・産業看護職らによる基本サービスの提供が実施方策として指摘された。職場ごとのニーズに合わせた予防措置の計画・実施の支援と社会的弱者への取り組み、そのための専門能力育成と労使の訓練が力点となる。これらの課題に向けた段階的な取り組みに注目したい。

　この基本サービスとしての取り組みについて、工業国、途上国を含めて草の根の職場へ産業保健サービスを行きわたらせるために、ILO、世界保健機関（WHO）、ICOH、フィンランド国立産業保健研究所が共同して促進してきているので、多くの示唆が得られている。基本の意味を"Basic"で表して、基本産業保健サービス（Basic Occupational Health Services, BOHS）として知られる。すべての労働者に届き、その地元のニーズに見合い、労使による現場ごとのすすめ方に沿い、無理なく実施できることを目指していて、実践例も多い。

基本産業保健サービスの確保策

　図12に基本的なサービスの段階を組み入れた進展図を示した。BOHSは、産業保健サービスについての4つの発展段階の段階2として位置づけられている。第1段階は、プライマリケアのスタッフなど短期間のトレーニングを受けたフィールド担当者らの支援による。第2段階のBOHSは、基礎的段階を踏まえた有効なサービスとして産業医・産業看護職による助言・支援体制に当たることとなる。現場条件に応じて産業衛生技術者、心理職らが支える。

　BOHSの具体的な活動内容としては、国際基準を満たした包括的サービスとして、地域に見合った計画と活動記録、評価の対象となる次の諸点が示されている。

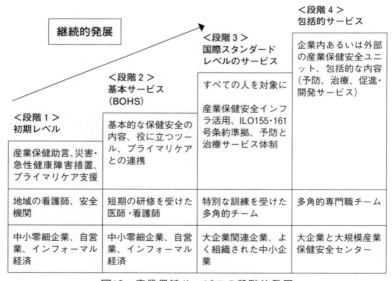

図12　産業保健サービスの段階的発展

出典：Rantanen J. Basic Occupational Health Services. 3rd rev. ed. Lehtinen S, editor. A response to the Joint ILO/WHO Committee on Occupational Health priority area for ILO/WHO/ICOH collaboration, with support of the Finnish Institute of Occupational Health (FIOH). 2007. (p.8, Figure 2)

　１）作業場環境の調査と労働者の健康状況の把握（サーベイランス）

　２）産業保健・安全リスクのアセスメントによる優先措置の確認

　３）健康・安全リスクについての情報提供と教育

　４）健康・安全上の危害要因によるリスク制御策による予防活動

　５）労働災害の予防

　６）救急措置の備えと緊急事態の準備への参加

　７）職業病および作業関連疾病の診断ができる体制

　８）プライマリケアとの連携と職場復帰サービス

　実際の活動は地域の実状に合わせながら、専門職と協力して現実的に実施されるサービスとなる。国内でも、そうした基本サービスの例は報告されるようになった。例えば、１）と２）については、職場内の合同巡視と意見聴取、集団討議をもとにした、現場でできる低コスト改善策の実施が、よく取り組まれる。

３．効果的な多領域の予防策を支援する産業保健チーム力

　このBOHSの取り組みを視野に入れて国内の職場をみると、小規模事業場、あるいは農業・漁業をはじめとする第一次産業の現場、不規則な労働時間・ハードなノルマを課せられたサービス業の現場など、また移住労働者、病気や障害がありながらそうした現場で働く人々など、基本サービスの視点での取り組みを強化しなければならない多くの現場がある。産業保健チームの特質を生かしての基本サービスの普及を多くの小規模事業場、分散職場においてどのように図るかが緊急の課題であることが分かる。

小規模事業場における健康職場の取り組み

　基本サービスの事例としては、実施可能な包括的な予防措置を目標にした労使参加の一次予防手順が、とりわけ参考になる。小規模事業場の場合に適用できる予防策実施の例として、ILOは、製品や設備の購入の際の化学物質安全データシート（SDS）の事前記入の

義務づけ、作業に伴って問題となる危険有害要因の労使による特定と必要な安全健康対策の確認、職場の実状に合わせた訓練の実施などの実際的な方法を挙げている。こうした多領域の対策が実際に効果的かどうかについては、安全衛生技術者・保健専門職による支援が必要となる場合があるが、まず労使の協力で安全健康面の確認が行える手順を踏むことが、とりわけ重視される。この点で、PDCA手順による安全健康リスクマネジメントが普及しつつあることが注目される。こうした応用しやすい手順を生かして、事業規模と産業別の事業経営に適したリスクマネジメントを広く普及させていくすすめ方が、共通課題である。

産業保健チーム力の特質を基礎に

　産業保健サービスの役割についての国際基準に見合った産業安全保健のすすめ方がEUなど工業国や途上国に共通して進展しつつあることから、産業保健チームの特質を生かした自主対応方式のサポートのあり方は、以前と比べてずっと分かりやすくなった。例えば、2014年に発行されたEUの新産業安全保健戦略2014-2020が、中小零細企業支援、職業病対策、中高年齢労働者支援を優先課題としており、大いに参考になる。中小零細企業が現実に使える限られた時間と予算をどう有効に活用するかの視点から、現場に応用しやすい手順がいっそう重視されている。発展途上国でも職場で有効な多領域の予防措置に軸足をおいたすすめ方が進展していて、自主対応政策・優先課題実施の枠組みができつつあり、効果的な予防措置の経験交流が進行中である。そうした進展を背景に、国際標準化機構（ISO）が新たに自主規格としての労働安全衛生マネジメントシステム規格（ISO45001）を提起したと理解することができる。

　こうした国際的な進展をもとにした各国の産業保健チームの取り組みから学ぶには、事業場レベルのリスクマネジメントの具体例をみていくことがすすめられる。一例として、フィンランドの職域安全健康リスクマネジメントとして行われている、小規模事業場にお

表14　フィンランドの職域安全健康リスクマネジメントとして行われている
小規模事業場で特定したリスクの予防措置

特定されたリスク	予防措置
作業上の変化に伴う 危害要因の予防	・作業上の変化とその影響に関する討議 ・作業上の変化による負荷要因に対する措置
メンタル負荷要因の予防	・職場のニーズに応じた作業編成整備への参画 ・メンタル負荷による問題点、暴力に対する措置の計画
有害な作業場環境の 悪影響の低減	・作業場環境の整理整頓と廃棄物管理 ・作業場の換気・局所排気の点検と改善 ・騒音などによる有害効果の低減と保護具着用
身体的な負荷要因の予防	・身体的負荷の影響を低減する作業方法改善と訓練 ・小休憩・ローテーションなどによる作業時間の分割
機器による災害リスクの予防	・機器操作の安全性の確保と不慮の事故防止策 ・機器の安全装置の点検と整備
作業場環境における 災害リスクの予防	・通路の整備・安全な作業方法と高所作業の安全確保 ・他の措置によるリスク排除不能時の個人保護具の着用
化学物質・粉じんに 関連したリスク低減	・安全データシート（SDS）整備・容器ラベルの励行 ・機器・換気の定期点検、防じん装置の整備、防火設備
個人保護具による 保護効果の改善	・リスクアセスメントによる必要な保護具の整備と保守 ・保護具着用の明確なルール化と訓練

出典：Anttonen H, Pääkkönen R. Risk assessment in Finland: theory and practice. Saf
Health Work. 2010; 1(1):1-10. を参照して作成

ける多領域にわたる予防措置の取り上げ方を**表14**に示した。体系的
なリスクの捉え方をしているが、その内容をみると、労使参加によ
る包括的なリスクの捉え方、それに基づく優先予防措置の視点が一
貫している。職業に起因する安全健康リスクへの予防策改善に焦点
を合わせ、産業保健チーム力の特質に依拠しながら、多重リスクに
労使が協力して当たる点が明確である。

　こうした実践指針を参考に、労使主体の職場環境改善活動を強化
するよう、健康職場推進チームとしての産業保健チームが支えてい
く好循環の役回りに着目したい。

V　産業保健サービスの整備で格差解消へ

　産業保健活動は、健康に働くための職場における労使の活動に当たる。その労使の活動を支える役割を担うのが産業保健サービスの提供する支援活動である。現状では、世界平均で労働人口の25％ほどにしかサービスが届いていない段階にあり、国内でも小規模企業を中心にこの支援サービスが行き届かない労働者が多く存在するとみられることは、すでに述べた。さまざまな産業現場の条件に合わせて健康に働くための効果的な産業保健サービスの体制は、さらに不十分である。産業保健の国際基準が整備されていくもとで「すべての労働者に」の目標に向け、小規模事業場を含めて職場の多重健康リスクに対する効果的な予防措置実施にどう取り組んでいくかが、今の国際共通課題になっている。

　小規模事業場を含めての産業保健サービスの格差解消に当たっては、一般健康情報からの健康管理体制ではなく、EU諸国をはじめ国際的に進展中である一次予防支援中心の産業保健サービスをどう整備していくかを、しっかりと検討していく必要が認められる。

1．健康職場づくり支援からみた格差

　国際基準に合わせて産業保健サービスを一次予防主体に組み替える取り組みは、国内でも重ねられている。そうした予防中心の産業保健サービスへの組み替えを主眼とした2011年の日本学術会議提言は、小規模事業場を含めての今の国際動向を反映してまとめられた。少人数の職場に一次予防中心のサービスが及んでいくには、どういう取り組みが望まれているかを今検討していくことが良い出発点になる。

ILO基準に準拠した産業保健の捉え方

　表15に示すように、産業保健サービスの国際基準である国際労働機関（ILO）第161号「職業衛生機関条約」（1985年）では、産業保健サービスが行う機能の内容として、事業場の規模にかかわりなく、健康に影響する職業上の多重リスクに対する監視と必要予防措置の助言に力点をおいている。個々の労働者の健康状態については、作業に関連する健康の監視、リハビリテーション措置への援助、応急手当・治療、職業上の事故と職業病の分析への参加を挙げている。

　すでに述べたように、労働者の安全と健康確保策についての国際基準を定めたILO第155号「職業上の安全及び健康に関する条約」と第161号「職業衛生機関条約」による事業場レベルの措置内容は、力点のおき方としては、「安全健康な作業の確保」、「予防措置の力点としての作業環境・作業方法の改善」、「非常事態への対応」の3つの方向で規定される。この措置内容が、表15に示した産業保健サービスの機能の内容となることは、よく理解できよう。国内法で定められている一般健康診断に基づく健康情報管理と対応措置が、この方向での産業保健サービスの主機能の中に国際基準としては必ずしも含まれないことを理解しておきたい。

　このように国際基準では、産業保健サービスの内容としては、作業条件全体への目配りと、職業上の事故と職業性健康障害に対する

表15　ILO第161号条約による産業保健サービスが行う機能の内容

職業衛生機関の機能	(a) 作業場における健康に対する危険の確認と評価
	(b) 作業環境・作業慣行における健康に影響するおそれのある要因の監視
	(c) 作業計画・作業編成、機器の選定、保全と使用物質に関する助言
	(d) 作業慣行を改善する計画への参加と新器具の検査と評価への参加
	(e) 職業上の健康、安全衛生、人間工学、保護具と集団用保護設備に関する助言
	(f) 作業に関連する健康の監視
	(g) 労働者に作業を適合させることの促進
	(h) 職業リハビリテーション措置に対する援助
	(i) 職業上の健康と衛生および人間工学分野の情報、訓練と教育についての協力
	(j) 応急手当と応急治療の編成
	(k) 職業上の事故と職業病の分析への参加

予防措置の助言・支援に力点がおかれることに注目したい。それは、小規模事業場を含め、職業上の多重健康リスクの予防措置実施に力点をおいているからと認められる。この小規模事業場を含めての一次予防中心の取り組み内容を、今の国際動向ではどう方向づけているかを検討しておきたい。

産業保健活動の格差解消に向けた国際的な動き

　このように一次予防に力点をおく事業場措置を規定する自主対応重視の潮流を反映して、現場条件に合わせた自主予防措置を計画的に行う労働安全衛生マネジメントシステムが国際的な主流のすすめ方となったことが、よく理解できる。この自主的な予防措置の計画・実施による産業保健の手順を解説した日本産業衛生学会生涯教育委員会による「産業保健生涯教育ガイドライン要綱」（2004年）が、職場健康リスクの総合監視と対策を推進する予防措置中心のすすめ方にまとめられている点もすでに述べた。

　図13に示すフィンランドにおける小規模事業場向け産業安全保健マネジメント手引書による実施手順は、小規模事業場を含めた予防措置中心のすすめ方をよく表しているので、大いに参考となる。職場に存在する多様な安全健康リスクのうち、予防措置を必要とするリスクの存否が的確に確認でき、「予防措置する要因群の洗い出し」を行うことを第1ステップとしている。この要因群は広域にわたり、作業場環境・機械と工具・作業方法・作業負荷の全体について検討し確認できるとみていることが分かる。そのすぐ次に続く第2ステップが、「必要な予防措置の特定」であることも、作業変更に伴う要因をも含めて、すぐにリスクマネジメントの態勢をとることができると認めているからである。したがって、第3ステップは職場特性に応じての「必要な予防措置の実施」になる。つまり、⑴措置すべき要因群の洗い出しから、⑵予防措置の特定、そして、⑶必要と認めた予防措置の実施に進むことが、それぞれの職場にとってのきわめて重要な前提であることが分かる。一般健康情報の入手では

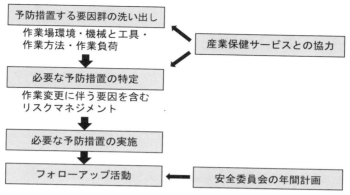

図13　フィンランドの小規模事業場向け産業安全保健マネジメント手引書が
　　　示す実施手順

出典：Ministry of Social Affairs and Health. Occupational Safety and Health in Finland.
Brochures of the Ministry of Social Affairs and Health 2016:4. 2016. を参照して作成

　なく、措置の必要な要因群の洗い出しと対応措置の確認・実施まで
を職場で労使が行う手順として小規模事業場においても打ち出して
いることに、何よりも着目したい。
　この図13から分かる、もう一つの重要な点は、産業保健サービス
は、この労使による措置の必要な要因の洗い出し・特定に協力する
立場にあり、そこで合意する予防措置に向かう手順を容易化する役
割を担うことである。さらに、労使による安全委員会（わが国では
衛生委員会を含む）の合意する年間計画がこの実施とフォローアッ
プ活動を支える基盤となることも示されている。職場リスクの労使
による特定と予防措置の実施こそが、職場内の労使が産業安全保健
マネジメントを一体化して行うための基盤とされている。

２．基本サービスからの段階的な進展

　産業保健サービスの主機能をリスク要因の特定と必要な予防措置
の実施に対する支援と捉えると、今の国際動向では、一次予防措置
を労使が自主的に計画し実施する取り組みを支えることがサービス
の中核となる。小規模事業場の場合に、基本産業保健サービスにも

りこまれている助言・支援機能を果たしていくことができるとみる
視点がその基盤となっている。

産業保健サービスの支援機能の捉え方

図14に示したデンマークの監督機関と職場労使が相互に触発し合
って実施される「スマイリー方式」の職場環境リスクマネジメント
のすすめ方は、こうした職場内の労使が主体となる予防措置の特
定・実施のすすめ方が小規模職場を含めての体制として認定されて
いることを具体的に物語っている。「スマイリー方式」と名づけられ
ているのは、自主的リスク対応計画の有効性を監督機関が有効と認
めればスマイリー・マークを付すことができ、計画不十分であれば
マークを留保して、コンサルタント役の助言で計画のグレードアッ
プを行うようにしていく方式だからである。産業保健サービスは、
こうした職場労使による自主点検・計画について臨機の支援を行う

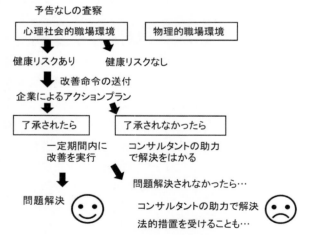

図14　デンマークにおける「スマイリー方式」による監督機関の指導の
もとでの職場環境リスクマネジメントのすすめ方

出典：小田切優子. デンマークにおけるメンタルヘルス対策. 平成21年度厚生労働科学研究労働
安全衛生総合研究事業「労働者のメンタルヘルス不調の第一次予防の浸透手法に関する
調査研究」研究協力報告書. 2010.（厚生労働科学研究成果データベース，文献番号
200938013A, 200938013A0007.pdf, p.130, 図1）を一部改変
https://mhlw-grants.niph.go.jp/project/17399（access 2023.07.26）

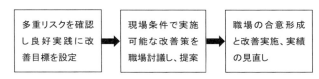

図15　国際動向における現場条件で実施可能な予防措置による
　　　良好実践目標のリスクマネジメント手順

ことになる。

　図15に示すように、職場ごとの自主リスクマネジメントを多重リスク予防措置の特定を助言することで支える体制を全事業場向けに整備しておくことが、効果的なすすめ方とされている。スマイリー方式には、その体制づくりの視点がみえている。工業国、途上国ともに、こうした基本サービスを含む産業保健サービスをそれぞれの状況に応じて整備していくことが望まれる。

基本産業保健サービスを具体化する方向

　小規模事業場を対象にした基本産業保健サービスの進展を具体化している例となるのが、現在進行中の韓国における「労働者健康センター」の相次いでの設立である。韓国では、従業員50人未満の小規模事業場に対して包括的な産業保健サービスを提供するために、2011年から、全国を区分けした地域ごとに労働者健康センター（ワーカーズ・ヘルスセンター：WHC）と名づけたサービスセンター事業を開始している。このセンターでは、担当地域内の小規模事業場と契約して、労働者の健康に必要な予防措置支援型のサービスを提供している。その予算と運営は、韓国産業安全保健公団（KOSHA）が支え、今まで20余のセンターが各地に設けられており、今後も設置地域が増えていくとみられる。

　図16は、この方針で韓国内の地域別に設置されつつある労働者健康センターのチーム構成を50人以上の事業場の場合と比較して示している。韓国には、医師・看護師・衛生技術者の中から選任される保健管理者制度があり、50人以上の事業場では、事業場内の保健管

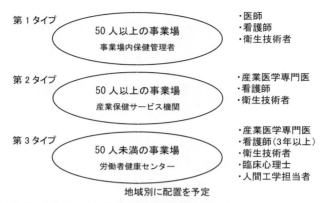

図16　韓国で50人未満事業場向けに地域別に設置されつつある労働者健康
　　　センター（WHC）のチーム構成の50人以上事業場との比較

出典：Kang D. Problems and suggested improvement plans for occupational health service in
　　　Korea. Ann Occup Environ Med. 2023; 35:e10. を参照して作成

理者または企業外の法定の産業保健サービス機関によるチームが産
業保健活動を支える。50人未満の事業場では、地域別に設けられた
労働者健康センターが同様に事業場ごとの産業保健活動を支えるこ
とになる。その労働者健康センターでは、産業医学専門医のもと、
事業場サービスの経験がある看護師、衛生技術者、臨床心理士、人
間工学担当者がチームを構成している。このチームの存在により、
一次予防のバックアップから労働者個人に対する健康維持増進の支
援までにわたる幅広い予防措置を50人未満事業場を対象に助言・支
援する。この学際チームによる支援は、基本産業保健サービスに当
たり、今の国際動向と見合っていて、注目される。
　この例の示すように、基本産業保健サービスの内容としては、国
際基準に合致した包括的サービスチームによる事業場労使の支援活
動が目標とされている。労働者の安全健康リスクのアセスメントに
よる優先措置の特定と、それに基づく多重制御策による予防措置の
助言・支援が中核となる。一般定期健康診断とその事後措置という
よりは、一次予防と緊急時措置に力点をおいたサービス体制を全事
業場を対象に確立していく方向がとられている。

３．グッドプラクティスが示す格差解消の捉え方

　この基本サービスの視点から国内の職場をみると、小規模事業場、あるいは農業・漁業などの第一次産業、サービス業の現場などに共通して、一次予防に力点をおいたサービス提供の体制づくりが急務であることがよく分かる。EU諸国などが取り組んでいるように、小規模事業場を含めてのグッドプラクティス事例から学んでいきながら、業種に見合った基本サービスを確保する方策をどう組み立てていくかが大事な課題であることが理解できる。

小規模事業場における健康職場の取り組み

　表16にEU加盟国12か国の2017年調査報告による小規模事業場の

表16　EU2017年調査による12か国中小事業場の
テーマ別グッドプラクティス事例

事例を特徴づけるテーマ	例数
多次元戦略に基づく組織化された取り組み	8
中小事業場の産業安全保健意識の向上	5
中小事業場の安全保健活動支援組織整備	4
事業チェーンを介した安全保健要件活用	7
行政・監督機関による体制整備	2
規制権限のない中間組織による支援	1
中小企業に対する産業安全保健トレーニング	12
職業訓練における産業安全保健トレーニング	2
産業安全保健改善に対する経済的支援	1
中小企業産業安全保健マネジメントツール提供	14
業種別リスク・良好実践を支援するツール提供	8
心理社会的職場環境の改善ツール提供	2
中小企業に働きかけ支援するネットワーク活用	1
行政機関による中小企業に適した監督指導法	2
良好事例数の合計	69

出典：European Agency for Safety and Health at Work. From policy to practice: policies, strategies, programmes and actions supporting OSH in micro and small enterprises. を参照して作成
https://osha.europa.eu/en/publications/policy-practice-policies-strategies-programmes-and-actions-supporting-osh-micro-and（access 2023.07.26）

産業安全保健グッドプラクティス事例の内訳を示した。69事例中の約40％は安全保健活動の支援体制と組織的な取り組みの支援に当たり、20％が安全保健トレーニングの強化、残りの約40％が産業安全保健マネジメントの強化を含む改善と予防活動のためのツール提供など具体的な予防手順の向上に分類される。事業場内のグッドプラクティスとして、組織的な予防活動の活性化と向上策が中心となる。小規模事業場に対して、組織的な予防活動中心の取り組みの整備と強化に関心が集中していることがよく分かる。

産業保健チームによる支援機能の捉え方

　表17と表18に、上述のEU調査報告書からのグッドプラクティス事例として、その事例1と事例2に取り上げられている建設業と自動車修理業における場合を要約して示した。この2つの典型例から分かるように、小規模事業場のグッドプラクティスとして力点をおいているのが、事業者と労働者の協力による重点的な予防措置のためのミーティングと計画作成手順、その予防措置の早期実施体制である。表17の小規模建設現場の予防パッケージでは、取り組み計画のための事業者と労働者代表の協議の場を設定していく経緯がグッドプラクティスの内容として認められている。単に健康情報に基づく措置ではなく、労使協議の場の確保にグッドプラクティスの力点がおかれていることが注目される。そのため、建設現場でとるべき予防措置の討議のための労使ミーティングの開催、とるべき予防措置の実施計画作成とその具体的な予防措置実施のための手続きの運用、それらの予防措置を実施し報告していく体制の整備が「予防パッケージ」の具体的な内容となっている。

　表18の自動車整備業の事例では、作業場で実施していく一連の予防措置の手順をグッドプラクティスに当たると認定している。この手順としては、第1のスタート段階から労使の協議の場の設定に力点がおかれ、その作業再組織を行う第2段階でも労使合意による進捗を図ることがグッドプラクティスになることが示されている。作

表17　EU2017年グッドプラクティス事例調査に報告されたデンマーク建設業の予防パッケージ

予防措置の段階	予　防　措　置
第１段階 （スタート）	・良いスタート（取り組み計画作成のために事業者と労働者代表が会合） ・正しい決定を行う（事業場内で用いる工具について説明する会合を事業者が組織）
第２段階 （テスト）	・新しい建設プロジェクトの計画作成と入札内容の試算（事業者が実施、試算に産業安全保健を含む） ・日常の遂行課題のプラン作成（選定した計画ツールをテスト） ・テストによる経験の討議（ツール使用経験評価のための事業者・労働者間の会合）
第３段階 （実地応用と評価）	・実地での応用にどう適合させ確実に実施するかについて協議（実地応用を確実に行うための評価会議）
計画改善のための ツール	・プロジェクト診査と入札計算のための書式 ・建設課題のための計画と実施のための書式 ・ツールボックスミーティングのための手順 ・検査巡視のための手順

表18　EU2017年グッドプラクティス事例調査に報告されたデンマーク自動車修理業における作業再組織の際の予防パッケージ

予防措置の段階	予　防　措　置
	パッケージの原則は、効率的なツール運用の５Ｓに基づき、19ページ内の記述で８ページの指示事項、11ページのツール記述の文書で、とるべきアプローチの教示事項ののち、次の３段階からなる再組織手順を説明する
第１段階 （スタート）	・事業者と担当スタッフの打ち合わせ会合 ・実地計画を行うための事業者と選ばれた労働者の会合 ・必要な資材の購入または賃貸（洗浄剤、廃棄容器、塗料と塗装用具、また新しい保管棚）
第２段階 （再組織の実施）	・再組織中の２日間の作業場閉鎖 ・１日目は資材選び（常時使用しない資材の廃棄または保管）、清掃と塗装（磨き）、すべての機器と資材の再編成 ・２日目に新しい規則に従って整備し、これからすべての作業者が順守する作業標準に合意 ・ビフォー・アフターの写真で整備過程を文書記録
第３段階 （持続性の評価）	・２ないし４週間後の評価会議で改善点の持続性を評価
実施ツール	・この活動のためのスローガン（５Ｓ用語の意味） ・効率的で健康な作業場の組織のヒント集 ・欠陥項目のリスト

出典：（表17，18とも）European Agency for Safety and Health at Work. From policy to practice: policies, strategies, programmes and actions supporting OSH in micro and small enterprises. を参照して作成
https://osha.europa.eu/en/publications/policy-practice-policies-strategies-programmes-and-actions-supporting-osh-micro-and（access 2023.07.26）

業再組織を実施していく2日間では機器と資材の再編成、改訂した作業標準の順守についての全作業者の合意形成と、その文書記録を行う手順が順を追ってとられていくことが、予防措置の内容として重視されている。その後の第3段階で実施内容の持続性を評価する。このように、目的とする作業再組織がきちんと整備されるまでが、作業場全員の参加で実施するべき予防措置の内容になる。実施ツールとして、スローガンの掲出、作業再組織のヒント集、実施項目リストが挙げられていて、職場の労使と安全保健担当チームの協力のあり方がよくうかがわれる。

　このような、労使の取り組みを主体にして安全保健サービスがそれを支援していく経緯をグッドプラクティスとして捉えるEUなどの現状に、学ぶ点は多い。そうした職場レベルの労使による予防措置を支援していくことに力点がおかれる。産業保健サービスとしては、職場で労使が行う一連の作業改善、環境改善に当たる予防措置の支援役として役割を果たすかたちをとる。包括的な予防措置を労使協力して講じていくプロセスを支援することに産業保健サービスの主眼がある点が、国際動向の理解に当たっての重点となっている。このかたちの労使協力への支援に徹することが、小規模事業場すべてに対する産業保健サービス確保策となることから、着実な格差解消への道すじになる。

Ⅵ 中小企業を活性化する予防マネジメント

　産業現場で健康に働く取り組みは、今の国際動向が共通して示すように、それぞれの職場の労使が自主的に行う日常活動である。産業安全保健分野の専門職は、その日常活動を支える役割を担っている。多様に存在する職場の安全健康リスクに対処していくには、労使の協議の場の設定が重要であり、その合議に基づいてのリスクアセスメントによって必要と認められた予防措置が継続的に講じられていくことが産業安全保健活動だと、国際的に認識されるようになった。産業保健専門職が参画する産業保健サービスは、現場条件に合わせて労使を支援する取り組みに当たる。とりわけ、業種や企業規模などで健康に働く際の格差が認められる現状では、現場ごとの条件で有効な予防措置を支えていくに当たっての力点のおき方を、国際経験から学ぶことができる。

1．職場を活性化する産業保健サービス

　職場ごとに適した産業保健サービスが有効に活用されるためには、そのサービスが支える労使の日常実践との緊密な協力が欠かせない。と同時に、その職場と労働者家庭を囲んでさまざまな交流を行っている地域の保健医療機関および安全保健上のネットワークとの協力・支援が重要である。特に中小企業では、こうした事業場内外との連携を職場条件に合わせて推進していくことが、その事業場に適した安全保健活動に必要である。また、そうした職場内外との連携を視野に入れることで、どのリスク対策にどう効果的に取り組むかの経験も得られやすくなり、職場条件に見合った予防措置に注力できるようになる。労働安全衛生マネジメントシステムを中小企業を含めて普及させていくうえでも、こうした協力経験から多くを学ぶことができよう。

「すべての労働者に」効果的な産業保健サービスへの期待

　図17はEU加盟国における産業保健サービスが日常行う事業場内および事業場外の組織・機関との連携のとり方を示す図である。事業場内においても、事業場外に対しても、連携先は多いとの認識が普及していることが知られる。この多角的な連携が、小規模事業場においてどう確保できるかをみると、決して難しい課題ではないことがすぐ分かる。事業場内では、経営陣の直接の指示・支援があって産業保健サービスが適切に活動できるし、またそうであるべきことも容易に理解できる。そのほかの業務部署や管理監督者・労働者代表を当然に含めた関係者との連携が実際に日常的に行われていくことについても、併せて理解できる。職務内容と勤務時間制も含めた日常労働条件全般、心理社会面も含めた広義の職場環境に目配りした安全健康リスクへの対応が、産業保健サービス実施に当たって欠かせない取り組み内容であることから、事業場内の多角的連携は当然期待されてもいる。

　他方、事業場外との連携も、産業保健サービスの年間の計画・運営からみて、むしろ小規模の事業場であるほど大切である。ごく小規模の事業場であれば、こうした事業場内外にまたがる多角的な連携は、経営陣なり事業場内各担当者なりとの日常の交流があるなかで必要に応じて行われていくとみられる。

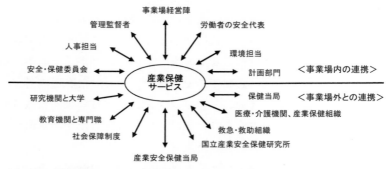

　　図17　EU加盟国における産業保健サービスが行う事業場内および外部との
　　　　　連携のとり方

グッドプラクティスに根付く格差是正の方向

　このように事業場内外との連携を図りながら安全健康リスク対策をすすめる産業保健サービスに期待される内容を**表19**に示した。事業場外との関係では、単に法規に決められているからという範囲を超えて、現在の社会全体、業界、業種、地域で行われている良い慣行、つまりグッドプラクティスを反映したサービス内容、コストの影響、サービスの有効性が、おのずと反映されていると理解することができる。他方、事業場内との関係では、全員へのサービスの利用可能性、全員を対象とした効果がまず挙げられ、その全員の健康を取り上げていることからサービスを運用していく際の積極的な参画、健康情報の守秘が期待されていると理解できる。

　こうした内外の期待を背景にしているので、産業保健サービス担当者の側では、その専門能力、有効なサービスの組み立て方が期待内容として、まず重要である。さらに、そうした有効なサービスを担保するサービス担当者の独立性と倫理、職場内外の諸条件を背景にしたサービス向上の見込みが、期待内容に含まれていることになる。産業保健サービスが、単に健康や職場環境についての情報取得に基づくのではなく、事業場内外との日常の連携を生かすかたちで行われていくことから、小規模事業場を含めてどういう手順でその有効性を確保していくかが、国際的な関心事になっている。

表19　産業保健サービスの良好実践を確保するための期待内容

産業保健サービスへの関与	期待される内容
行政当局と社会	• サービスの及ぶ範囲 • サービスの具体的内容 • コスト • サービスの有効性
産業保健サービス担当者	• 専門能力 • 担当者の労働条件 • サービスの組み立て方 • 独立性と倫理 • サービス向上の見込み
対象となる事業場と働く人たち	• サービスの利用可能性 • サービスへの参画 • 情報の守秘 • 有益な効果

2．小規模事業場に見合うシンプルな産業保健ステップ

　事業場内外の期待を反映した産業保健サービスを、小規模事業場を含めて、どう組織していくかを検討する際に、参考になるのが、すでに紹介した英国安全衛生庁（HSE）のすすめる「リスクアセスメントのファイブ・ステップス」である。産業現場のリスクアセスメントは、現状で必要な予防措置を確認して、その効果を含めて事業者が自主的に取り組むまでの一連の経過に当たることから、どの産業でも、また小規模事業場でも取り組みやすい安全保健活動の手順として、こうした簡約化した手順の利用がすすんでいる。アジア諸国でも国内でも、現場に応用しやすい労働安全衛生マネジメントシステムのすすめ方として同様の簡潔なリスク管理手順の応用が広まっていることも、よく知られており、このように小規模事業場で有効な最近の取り組みから、多くを学ぶことができる。

「ファイブ・ステップス」で容易化する職場プラクティス

　図18にまとめて示したように、この応用性の高い「ファイブ・ステップス」の特徴は、第１ステップのリスク特定から、第２ステップの対象労働者群の選定をもとにした第３ステップの必要予防措置の確認、そして第４ステップの記録まで、現場ですぐ実施できる内容になっている点である。第１ステップのリスク特定は、巡視と意見聴取、災害・休業記録の参照などによって合意できると示されている。第２ステップの対象労働者の選定も、それに準じて確認しやすい。第３ステップの必要措置確認では、保護具（PPE）や福利面含めての良好事例についての経験と取得情報が基礎になることを強調している。こうした取り組みやすいステップ内容を受けて、第４ステップでは、もっぱら実施内容の記録に力点をおくことになる。職場の合意ですすむ実施内容について、手間のかかる効果評価を強調するのではなく、まず記録することに力点をおいている点が、シンプルな手順の核となる視点になっている。

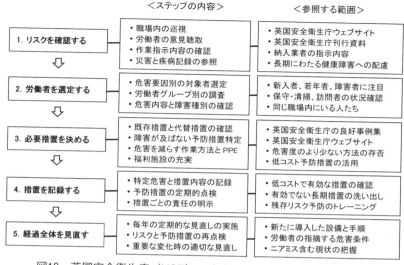

＜ステップの内容＞　　　　　　　　＜参照する範囲＞

1. リスクを確認する	・職場内の巡視 ・労働者の意見聴取 ・作業指示内容の確認 ・災害と疾病記録の参照	・英国安全衛生庁ウェブサイト ・英国安全衛生庁刊行資料 ・納入業者の指示内容 ・長期にわたる健康障害への配慮
2. 労働者を選定する	・危害要因別の対象者選定 ・労働者グループ別の調査 ・危害内容と障害種別の確認	・新入者、若年者、障害者に注目 ・保守・清掃、訪問者の状況確認 ・同じ職場内にいる人たち
3. 必要措置を決める	・既存措置と代替措置の確認 ・障害が及ばない予防措置特定 ・危害を減らす作業方法とPPE ・福利施設の充実	・英国安全衛生庁の良好事例集 ・英国安全衛生庁ウェブサイト ・危害度のより少ない方法の存否 ・低コスト予防措置の活用
4. 措置を記録する	・特定危害と措置内容の記録 ・予防措置の定期的点検 ・措置ごとの責任の明示	・低コストで有効な措置の確認 ・有効でない長期措置の洗い出し ・残存リスク予防のトレーニング
5. 経過全体を見直す	・毎年の定期的な見直しの実施 ・リスクと予防措置の再点検 ・重要な変化時の適切な見直し	・新たに導入した設備と手順 ・労働者の指摘する危害条件 ・ニアミス含む現状の把握

図18　英国安全衛生庁（HSE）のすすめるリスクアセスメントの
「ファイブ・ステップス」の内容

出典：Health and Safety Exective. Five steps to risk assessment. web-friendly version of
leaflet INDG163（rev3）, revised 06/2011. Health and Safety Executive. 2011. を参照し
て作成

　この「ファイブ・ステップス」の手順は、応用しようとすれば、小規模事業場でもすぐ取り組みやすく構成されている。この「ファイブ・ステップス」のマニュアルに掲載されている小規模事業場用のリスクアセスメント結果記入用紙を**表20**に示した。Ａ４判の１ページにリスクアセスメント結果を経営陣が記録しておくための記入表になっていて、小規模事業場であれば、この１ページの記入結果により、その年度なり実施期間なりの事業場としての取り組み結果を一覧できるように工夫されている。第５の最終ステップは、この記入表の記載内容の見直しに当たることになるが、一覧できる記入表への記載を行うことで全体の見直しがすすむはずだと認めていることがよく分かる。

　また、この記入表は、その年度ないし対象期間のその事業場における、安全に健康に働く条件を整えるために行った活動報告にな

表20　英国安全衛生庁（HSE）刊「リスクアセスメントのファイブ・ステップス」
　　　のマニュアルに記載されている1ページ大の事業場リスクアセスメント
　　　結果記入用紙

事業場名：			リスクアセスメント実施日：		
ステップ1 危害要因の特定	ステップ2 危害を受ける労働者	ステップ3 すでに行った措置	さらに必要な措置	ステップ4 実際行う予防措置	
危害要因の検出には ■職場を巡視する ■労働者の意見を聞く ■HSEウェブサイトの自産業ページを訪れる ■職場健康ホットラインに電話するかサイトを訪問する ■納入業者の指示をチェックする ■業種団体に連絡する	対象グループを確認する ■特別のニーズを持つ労働者群もありうる ■いつも同じ職場にいるとは限らない場合もある ■一般公衆も考慮する ■同一職場を共用する場合は他労働者への影響を考慮にいれる	危害を受ける可能性を減らすため行われた措置をリストアップする	合理的に実施可能な範囲でリスクを確実に減らしていく。その容易な方法は、すでに実施した措置を良好実践と比べることであり、違いがあれば必要措置と分かる	必ず優先順位をつける。高リスクで重大な結果をもたらす危害要因から措置を実施する	
長期健康障害を含める	危害の起こり方を記述			責任者　期限　完了	

（以下記入欄の罫線）

出典：Health and Safety Executive. Five steps to risk assessment. web-friendly version of leaflet INDG163（rev3）. Health and Safety Executive. 2011.（p.7）

る。小規模事業場であれば、事業者による記入は、次の年度または期間以降の継続的改善につなげていく見直しに当たり、５つのステップ全体を通しての見直しが、この簡明な記入表で行えることになる。「ファイブ・ステップス」に集約される活動の取り組みやすさが、この記入表に適切に示されている。

　産業保健サービスは、健康に働く条件を整えていくこうした職場プラクティスが効果的に実施できるように支えることになるので、とりわけ小規模事業場の場合に有効なサービスのあり方を国内でも検討していくことが望まれる。国内の場合、産業保健サービスが小規模事業場を含め広く義務化されているフィンランドなどと異なり、小規模事業場における産業保健サービスの利用が法的に担保されてなく、この意味のサービス体制をどう構築していくかが、国際動向に学ぶ大事な課題となる。

３．シンプルで実施しやすい手順の予防マネジメント

　労働安全衛生マネジメントシステムの普及が、事業場規模を問わずしっかりした計画・実行・見直しの体制の確立を目標としていることから、小規模事業場における取り組み内容が、EU諸国はじめ国際的に重視され検討がすすんでいる。この予防マネジメントの確立のためには、特に小規模事業場の場合に、業種や地域などさまざまに異なる条件のもと、少ない人的資源でも取り組みやすいことが必要となる。小規模事業場を対象とする産業保健サービスの支援活動が、事業場にとって分かりやすく容易で、また支えやすいかたちに整備されることが欠かせない。事業場が主体となる予防マネジメントが分かりやすくシンプルな手順で提供されていることが重要であり、それを支える産業保健サービスの活用の面でも、この意味の取り組みやすさが国際共通課題であることを、改めて認識しておきたい。

必要な予防措置を確保するための取り組みやすい手順

　図19に、英国安全衛生庁（HSE）が小規模事業場を対象に提起し

ている「シンプルに行える保健と安全」（Health and Safety Made Simple）の指針の中で集約しているシンプルなリスクアセスメント手順を示した。この手順は、それぞれの事業場で必要である多重リスク対策を行う手順として、「危害要因」の把握、「労働者群」の特定、「自職場で行っている予防措置」の確認の３つをもとに、有効なリスク制御のために「必要な予防措置」の提案までの手順を着実に行うことに力点をおいている。いずれも「ファイブ・ステップス」に準拠したシンプルな手順に相応していることに注目したい。

　この単純化した手順の普及で、小規模事業場であっても必要な予防措置の確認にいたるまでのリスクアセスメントが着実に行えると認められているわけである。

　こうしたシンプルな手順に力点をおき、小規模事業場に見合うそうした簡明な手順を生かす予防マネジメントに集約していくには、やはりそれぞれの事業場の条件ですでに行われているグッドプラクティスを知って、その経験をもとにシンプルな手順を応用して必要

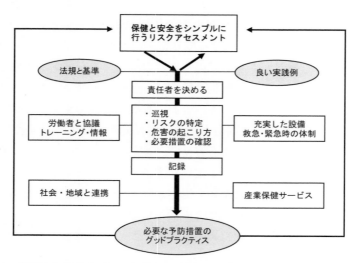

図19　英国安全衛生庁（HSE）「シンプルに行える保健と安全」による事業場単位のリスクアセスメントの進行図

出典：Health and Safety Exective. Health And Safety Made Simple, The Basics For Your Business. HSE Books. 2014. を参照して作成

な予防措置を決めていく手順を活用することが、ぜひ必要である。
この手順簡約化に見合った産業保健サービスの提供方式を構築する
ことが望まれる。こうした各国共通の進展を背景に、EU域内で同様
な事業場責任による予防措置を確認していく手順の小規模事業場へ
の普及が図られていくことに注目したい。

シンプルで有効な実践手順が果たす役割

　表21は、このシンプルな手順を行った結果を記入するリスクアセ
スメント結果のまとめとして、上述の「シンプルに行える保健と安
全」指針の中で提案されている記入表である。この表は、リスクの
種別のアセスメント結果表として紹介してきた英国などの事例でも
同じ簡易な手順に立脚していることに、多くを学ぶことができる。
　健康で安全に働くためのリスク対策は、職場ごとに多様に問題と
なるさまざまなリスクに対処するために、予防措置を必要とする多
重リスク対策を確認していくための一見複雑な手順が必要と受け取
られがちであるが、それを「シンプルに行える」手順にしていく経
験についての国際交流が大切になる。
　この良好実践を広げていくことを目標にした予防マネジメント
は、小規模事業場で応用しやすい多重リスク確認と、事業者責任に

表21　英国安全衛生庁（HSE）の「シンプルに行える保健と安全」による
　　　リスクアセスメント結果記入表

事業場名：　　　　　　　　　　　　　　　　　リスクアセスメント月日：

危害要因は何か？	誰がどのように危害をうけるか？	すでに行った措置は何か？	リスク制御に必要な措置は何か？	責任者	措置期限	完了月日

出典：Health and Safety Executive. Health and safety made simple - The basics for your
　　　business. web-friendly version of leaflet INDG449. Health and Safety Executive.
　　　2011.（p.11）

よる自主的な予防措置の選別・実施の取り組み方を前提とした産業
保健サービスによる支援体制を基盤にしていくことになる。こうし
たシンプルな手順を応用した実践例の国際交流が、国内の産業保健
サービスの小規模事業場への普及に役立っていくよう期待したい。

Ⅶ　グループ産業保健サービスへの期待

　すべての事業場で健康に働く体制を整備するためには、小規模事業場を含めて定期的に産業保健サービスが関与していける体制づくりが欠かせない。このことは世界共通の課題であり、地域社会に広く多数営まれている小規模事業場すべてに向けてサービス体制をどう整備していくかが、国際的にも国内でも、産業保健分野で今最も注目されているといってよい。その目標に向けての取り組みが多くの国々で行われていて、業種ごと、地域内などのサービス事例の交流もすすんでいる。

　すべての労働者に産業保健サービスが及ぶ必要については、国際労働機関（ILO）第161号「職業衛生機関条約」と世界保健機関（WHO）の「産業保健フォーオール」指針に集約される国際標準が明らかにしている。数多い小規模事業場で産業保健サービスが着実に役割を果たしていけるようにするためには、サービスが届く組織体制だけでなく、どの職場でも必要なサービスの内容、産業保健専門職のかかわり方を十分に検討しておくことが、ぜひ必要である。国内外の先進例も数多く報告されている。とりわけ、対象事業場を特定して安全健康面からみた職場環境改善を並行して支える「グループ産業保健サービス」の進展が注目される。これらの先進例から、小規模事業場へのサービス提供に協力して取り組む方向は、みえやすくなっているとみたい。

１．多くの職場を対象とする産業保健サービスの運用法

　数多く、また分散して営まれている小規模事業場に産業保健サービスを確保するには、多くの場で必要なサービスをどう運用していくかを明確にしていく必要があることは、いうまでもない。この難しい課題に対処するには、やはり、各国、各産業で進行中の多彩な

運用事例から学んでいくことがすすめられる。

　こうした多数の小規模事業場を対象にした産業保健サービスは、「グループ産業保健サービス」に代表されるように、かなり以前から取り組まれており、その成果報告もさまざまに行われている。いずれも対象事業場群の特性に合わせた取り組みを行っていて、その実態の検討により、現場条件に合わせた産業保健サービスの運用法についての貴重な示唆を得ることができる。

小規模事業場の特性に合わせた産業保健サービス

　図20は、ILOが2001年に制定した労働安全衛生マネジメントシステムガイドラインの使い方を示す図である。加盟国ごとにILOガイドラインを調整して適用し、さらに産業と事業場規模などの実情に合わせたガイドラインに従ってマネジメントシステムとしての安全保健活動を推進していくべきことが示されている。「実情に合わせたガイドライン」は、「テイラード・ガイドライン」と呼ばれている。オーダーメイドの意味であり、各々の実情に見合った取り組み方法を「仕立てて」いくべきことが表現されている。このように、

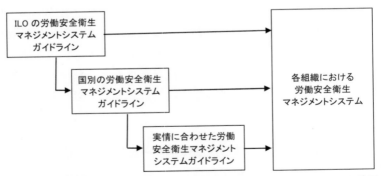

図20　ILO労働安全衛生マネジメントシステムガイドラインが示す、事業場の特性に応じて運用することを目標にする段階別ガイドラインのつくり方

出典：International Labour Organization. Guidelines on occupational safety and health management systems, ILO-OSH 2001. 2nd ed. International Labour Office. 2009. (p.4, Figure 1)

業種なり地域なりの現場条件に見合ったマネジメント方式を構築することが望ましく、それぞれの業種・地域の条件に従って小規模事業場群における取り組みを組織することが、マネジメントシステムの前提となっていることが、この図から分かる。

　この視点から、中小事業場を対象にした産業保健活動のうち複数の事業場で成果を挙げている取り組みに着目すると、取り上げるリスクの範囲は同じでなくても、効果的な産業保健サービスの手順が継続可能な予防措置としてまとめられている場合に成果が示されている。図21に、日本産業衛生学会ウェブサイトに収録されている「グッドプラクティス・サンプル（GPS）」にある中小事業場対象の産業保健活動の取り組み方のタイプを示した。図にみるように、ほぼ4類型が認められる。(1)特定のリスク群に対するグッドプラクティス波及事例のほか、(2)系列事業場など関連事業場に同様のサービスを提供する場合、(3)参加型職場環境改善を継続実施する場合、(4)同業

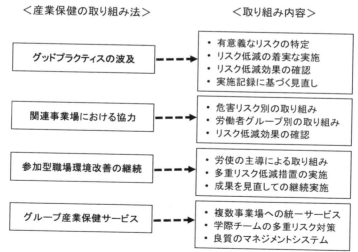

図21　日本産業衛生学会「グッドプラクティス・サンプル」内容にみる
　　　中小事業場産業保健活動の取り組み方4タイプとその取り組み内容

出典：日本産業衛生学会 Good Practice Samples. GPS閲覧. 日本産業衛生学会. を参照して作成
　　　https://www.sanei.or.jp/gps/database/index.html（access 2023.07.26）

種・同地域ないし同タイプの多数事業場と契約するグループ産業保健サービス事例が、確認できる。

　この4類型の取り組み内容は、特定したリスクに有効な予防措置に合意し、継続実施していく点で共通している。そのいずれもが、広義のグループ産業保健サービスに当たるが、(4)の事例は、持続性のあるグループサービスとして特に注目される。

小規模職場に応用できるリスクアセスメントと予防措置実施

　小規模事業場ですすめられている複合リスク予防の取り組みは、対象職場の実情に合わせて継承されていく。多重要因に対する予防措置実施に、その特徴がよく反映されている。**表22**にEU安全衛生機構がまとめた「リスクアセスメントツール」（2008－2009年のEU域内キャンペーンに使用）に載せられている業種別ツールのうちの、農業部門の高所作業向けのチェック項目と予防措置例を示した。安

表22　EU安全衛生機構「リスクアセスメントツール」の農業高所作業のチェック項目と予防措置例

チェックリスト（高所作業）		
高所での安全な作業方法は整備されているか	●はい	○いいえ
すべてのはしごは信頼性のあるもので、安全に保管されているか	●はい	○いいえ
はしご使用時にはしごを確実に安定させる措置を講じているか	●はい	○いいえ
高所に上がるときに代わりとなる安全な手段を検討したことがあるか	●はい	○いいえ
梱（こり）の積み上げは安全な場所で行われ、積み下ろしも安全か	●はい	○いいえ

予防措置の選択項目（高所作業）
- □ 可能なら、高度差のある場所をなくす
- □ 危険な場所はフェンスで囲い、フェンスを良好な状態に維持する
- □ 適切な場所に警告標識を設置する
- □ きちんと手入れしたはしごを使用し、動かないようにしっかり固定する
- □ フォークリフトや資材ハンドラーを使用する場合は高所作業用の適切なカゴを使用する
- □ 移動式昇降作業台、移動クレーン、タワー型足場、または同等のものを使用する
- □ 梱の積み上げと積み下ろしは順序を守って行い、全体のバランスがくずれないようにする
- □ 各交代作業の開始時に索道のロープと機械部の検査を義務づける

出典：European Agency for Safety and Health at Work. Risk assessment essentials: Safety and health at work is everyone's concern - It's good for you It's good for business. European Agency for Safety and Health at Work. 2007.（p.42, p.45, p.46 excerpt from "Checklist Agriculture"）

全、作業負担軽減、健康障害防止のための取り組み内容が簡潔に提示されている。このほかの業種についても、同趣旨のチェックリスト、予防措置項目が例示されていて、小規模事業場でも容易に取り組める内容になっている。

このように、日常の作業手順、技術レベルに応じた取り組み方は、EUに限らず、開発途上国を含めて共通した潮流である。事業場の経営方針のなかで安全面と健康障害防止とに同じ見方で取り組まれている。健康面では、健康状態についての情報が重要であるが、その場合も健康障害を起こす要因への予防措置がしっかりととられているかの観点から現場条件をチェックして必要な予防措置を追加していくことに力点がおかれる。この観点で、小規模事業場で取り組みやすく、支援しやすくなっていると理解できる。健康面では、一般健康診断結果による「事後措置」から取り組もうとするのではなく、現場で実施できる予防措置に焦点を当てている点に注目したい。

２．小規模事業場に合わせた安全保健の取り組みステップ

現場条件に合わせて安全健康面を同時に取り上げていく予防のすすめ方として、各国から共通して関心を集めているのが英国安全衛生庁（HSE）のすすめる「リスクアセスメントのファイブ・ステップス」であることは、すでに述べた。この「ファイブ・ステップス」は当初、英国内の軽工業の小規模事業場で安全保健活動に取り組む際に分かりやすい手順として提唱されたものであるが、今では、どの業種でも推奨できる予防手順として普及が図られるようになった。安全面と健康面で必要な優先予防措置の提案までのステップが小規模事業場でも重要であり、それをすすめやすくする「ファイブ・ステップス」が重視されるようになった。同様に、職場の多重リスク予防措置の実施を小規模事業場すべてで支援していくようにする取り組みが、内外で進行中である。

「ビズセーフ」で手順を容易化するシンガポールの経験

　労働安全衛生マネジメントシステムを小規模事業場を含めて採用していく動きは、アジア地域を含めて広く進行中である。その良い例が、シンガポールで普及がすすめられている「ビズセーフ」（bizSAFE）活動である。企業が安全健康面のリスクマネジメントシステムを習得していくためのプログラムで、2007年以降に職場安全保健諮問委員会（Workplace Safety and Health Council）が労働省から改組された人材開発省の支援ですすめている。各企業が自主的に人材開発省ウェブサイト上のこのプログラムに従ってマネジメントシステムを定着させていく。

　図22に示すように、「ビズセーフ」では、習得すべきレベルが5段階に分かれており、最終段階が終了した際には国際規格に適合していることが認証される。この各段階に参加している期間は、外部コ

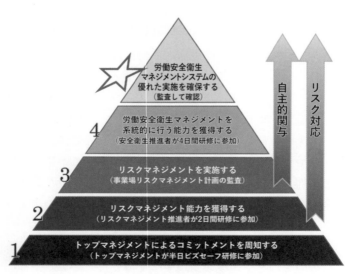

図22　シンガポールの「ビズセーフ」による4レベルの実施による
　　　労働安全衛生マネジメントシステムの推進策

出典：SGSECURE FOR WORKPLACES. SGSECURE GUIDE FOR WORKPLACES -to raise preparedness against terrorism-. SGSECURE FOR WORKPLACES, MINISTRY OF MANPOWER, Singapore. 2017.（p.17）

ンサルタント、職員研修などに対する資金援助を受けることができる。段階を追ってレベルアップする手順が分かりやすく、アセアン諸国はじめ、アジア地域の各国が注目している。

　レベル１では、このプログラムに参加して安全健康リスクマネジメントに積極的に取り組むという企業方針をトップマネジメントが明らかにして周知する。取り組みを行う計画を提出することからではなく、このコミットメント表明からプログラムを始める意義は大きい。

　レベル２に入ると、リスクマネジメント推進者が２日間研修に参加して、マネジメント能力を習得する。

　レベル３に進むと、この自助ポータルに従って必要な予防措置実施を行う。最近は、テロ災害対策を含めたマネジメントに力点をおいた取り組みを加えている。このレベルでリスクマネジメント計画の監査を行うことになっている。

　レベル４は、多重リスクマネジメントを系統的に行っていくために、職場安全保健に関するマネジメントシステム推進者が４日間研修を受ける。

　さらに自助マネジメントシステムとしての実績が認められれば、職場安全保健のマネジメントシステムについての監査を経て「ビズセーフメンバー」としてウェブサイト上に登録される。

　段階をふまえて自主対応していく方式は、自助を促し、小規模事業場を含めて安全と健康を同じ手順で向上させていく取り組みの普及に役立ち、特にアジア地域で注目されている。

広がりあるグループ産業保健サービスの各国経験

　グループ産業保健サービスは、歴史的に以前から各国で行われている。一定業種ないし特定地域内の中小企業グループについて、契約に基づいて多面にわたって必要な産業保健サービスを継続して提供する。対象企業は、安全面でも当然協力し合う。各企業にとって必要な健康障害リスク対策をその現場作業群の特性に合わせて支え

ることになる。国内の場合、労働者の健康管理として一般健康診断
が義務化されていることから、こうしたサービス機関の業務内容は
労働者全員の定期健康診断を主体とする背景があることになるが、
国際的には、そうではないことに留意したい。国際的には、職業性
健康障害リスクマネジメントに力点をおく予防措置実施を支える
サービスを提供するために活動している。

　表23に示した韓国における「グループ産業保健サービス」活動の
内訳についての調査結果が興味深い。韓国では、担当する地域内の
中小企業を対象にしたグループ産業保健サービスを組織的に行って
いて、そのための協議会があり、全国的なサービス向上に努めてい

表23　韓国における「グループ産業保健サービス」活動の内訳について各専門
　　　職が取り組む役割（各サービス活動に取り組むと答えた専門職の比率）

担当するサービス活動	医　師	看護師	衛　生技術者
1．職場保健マネジメントについての助言			
1.1 健康障害のある労働者の作業適性のアセスメント	70.7%	29.1%	6.3%
1.2 労働者の健康状態についてのフォローアップ	73.3	86.1	6.3
1.3 医学的問題点の調査とその進展・再発の予防	58.7	43.0	17.5
1.4 労働安全衛生委員会の参加状況	13.3	32.9	30.0
1.5 個人保護具着用についての助言	41.3	74.7	56.3
1.6 職場環境の改善についての助言	40.0	29.1	48.8
1.7 職場巡視の指導	49.3	57.0	56.3
1.8 健康教育計画作成と実施についての助言	36.0	75.9	35.0
2．職業性疾患の予防に関する実績			
2.1 工程使用物質と安全データシートのマネジメント確認	22.7%	22.8%	51.3%
2.2 安全データシートと警告標識の掲出と利用への助言	13.3	39.2	50.0
2.3 筋骨格系障害のリスク要因調査についての助言	48.0	30.4	53.8
2.4 労働者の健康改善活動についての助言	49.3	77.2	16.3
2.5 職務ストレス予防についての助言	56.0	65.8	13.8
2.6 脳・心血管リスクのアセスメントについての助言	58.7	69.6	6.3
2.7 閉鎖空間における保健プロセス活動への助言	18.7	15.2	51.3
2.8 粉じんによる医学的問題の予防	38.7	24.1	52.5
2.9 聴覚保護プログラムについての助言	41.3	26.6	53.8
3．業務予定箇所のマネジメント	21.3%	31.6%	38.8%
4．リスクアセスメントの認証比率	9.3%	0.0%	26.3%

出典：Jang BY, Kang DM, Kim YK, Kim SY, Ko KS. The roles of doctors, nurses, and industrial hygienists in the healthcare management services in Korea: a comparison of the opinions of specialized health management institutions and entrusted enterprises. Ann Occup Environ Med. 2018; 30(1):50. (Table 1)

る。業務に従事する医師、看護師、衛生技術者に各サービス活動について担当しているかどうかを尋ねた結果が**表23**である。医師の場合、健康状態フォローアップ、作業適性の判定に従事している比率が高く、医学的問題点の予防、職務ストレスと脳・心血管リスクおよび筋骨格系障害リスクについての助言がこれに次いでいる。職場環境改善についての助言も幅広く行っている。看護師の場合は、健康状態のフォロー、健康改善活動の助言、健康教育に従事している比率が高く、保護具着用の助言、脳・心血管リスクとストレスについての助言、職場巡視の指導がこれに次いでいる。他方、衛生技術者では、半数以上が従事しているのが職場巡視の指導、保護具着用、筋骨格系リスク、聴覚保護、粉じん、使用物質、閉鎖空間についての助言になる。注目されるのは、すべての項目について、医師、看護師、衛生技術者は関与し合っていて、チームとしてグループ産業保健サービスに従事していることである。そのサービスを小規模事業場を含めて充実させていくには、多重リスク予防措置の実施を協力し合って支えるチーム活動が重要であることが分かる。

３．複数事業場で取り組みやすい予防手順

　グループ産業保健サービスは、産業現場の安全と健康面を同時に取り上げる労働安全衛生マネジメントシステムを支えるうえで、特に小規模事業場の場合にこれからも基幹となる役割を担うと考えられる。関連事業場対象の諸サービス活動、参加型職場環境改善活動なども、グッドプラクティス普及の活動と併せて、同様の役割を分担している。この意味の小規模事業場の取り組みを支援するグループサービスをどう効果的に組織するかの手順を明らかにし、将来的にはすべての職場にサービスが及ぶようにしていくことが、各国共通の課題だと認められる。

EUリスクアセスメントキャンペーンの重点のおき方

　EU諸国やアジア諸国のこうしたグループサービス拡充の取り組みから、職業性健康リスクマネジメントをすべての小規模事業場で（当面はできるだけ多くの事業場で）支えていく体制、その方向への諸活動を広げていく取り組みのヒントが得られているとみたい。

　表24に、中小企業を含めての欧州リスクアセスメントキャンペーン（2008-2009年）で重点をおいた事項を示した。職業性傷害リスクと職業性健康障害リスクを各事業場で同時に取り上げる取り組みの推進が図られている。とりわけ、リスクアセスメントに基づいての安全と健康確保が事業者の責務の根幹であることを強調していて、この意味の多重リスクアセスメントを小規模事業場を含めて定期的に繰り返して実施することにも力点をおいていることが分かる。高齢者、若年者、障害者、外国人など多様な労働者のすべてを対象に含めることも、併せて強調している。リスクの特定・評価にとどまらず、「根源からの除去とできる限りの抑制」を図るまでをリスクアセスメントに当然含まれる事項としていることも学ぶべき点である。

表24　欧州リスクアセスメントキャンペーンにおいて重点のおかれた事項

1．リスクアセスメントによる労働者の安全と健康の確保が法的な事業者の責務の根幹であることのいっそうの認知を図る。
2．外観を整えるだけの形式的な実施に陥らないようにする。
3．1回限りの実施に終わらず、定期的に繰り返して実施する。
4．傷害ばかりにとどまらず、慢性疾病、筋骨格系障害、職場ストレス（作業組織を含む）なども広く対象とする。
5．小規模事業場（家族経営を含む）および広範な業種（ホテル・レストラン、清掃業その他のサービス業を含む）をも対象とする。
6．優良事例および対策などを含む解説付きチェックリストを業種別、職種別に豊富に提供する。
7．リスクを特定、評価するにとどまらず、根源からの除去とできる限りの抑制を図る。
8．高齢者、若年者、障害者、外国人など多様な労働者のすべてを対象に含める。

出典：中央労働災害防止協会．キャンペーンにおいて、重点の置かれた事項．欧州リスクアセスメントキャンペーンの総括．海外トピックス 2010年1月29日．中央労働災害防止協会ウェブサイト．を参照して作成

小規模事業場で多重リスクに有効に取り組む方向

　今の国際動向からみて、求められる多重リスク予防の取り組みを小規模事業場を含めて広く支えられる産業保健サービスのあり方は、グループ産業保健サービスの進展から学ぶことができると結論づけることができる。その場合、国際的には、一般健康診断結果のフォローアップからサービスしていくのではなく、予防措置に結びつく多重リスクアセスメントツールを応用していく手順に力点をおくことが共通している。

　この点で、上述の欧州リスクアセスメントキャンペーンで表彰されたグッドプラクティス事例は、大いに参考になる。**表25**に示すこ

表25　欧州リスクアセスメントキャンペーン（2008－2009年）において
　　　表彰された優良事例

	取り組み	国　　名	業　　種	概　　要
1	関係者全員がリスクアセスメントに参加するしくみ	リトアニア	ペットフードの製造	ヒヤリハット報告、危険個所の定期的巡視による指摘、データベース化
2	組み立てラインにおけるリスクの評価と対策	チェコ	自動車・トレーラーの製造	操作工、チームリーダー、技術者の参加によるリスク特定と低減の取り組み
3	「リスクカード」によるリスク評価と対策	オランダ	金属産業	「リスクカード」を用いた、全員参加によるリスクの評価と対策実施
4	実験の安全を確保するためのソフトウェアの活用	オランダ	研究開発実験機関	実験開始前に実験のリスクを体系的に評価するソフトウェアを用いる危険回避
5	作業環境を継続的に改善する基礎としての実施	スロベニア	温泉保養	企業マネジメントに取り入れた包括的対策と高齢者、若年者、障害者対策
6	電子質問票の利用による職場問題点の解決	デンマーク	健康管理（病院）	IT 機能を利用した調査繰り返しによる現場問題点と対策に対する認識の向上
7	日常作業における安全監視方法の強化	フィンランド	建設業	ハザードが特定され次第、安全への認識、作業改善、情報周知を徹底する手段の導入
8	安全で健康な学校とするための関係者間の連帯	ルーマニア	教育（中等学校）	ルーマニア内の中学校において、体系的なリスクアセスメントによる改善が進行

出典：European Agency for Safety and Health at Work. Healthy Workplaces. A European campaign on risk assessment - safety and health at Work european good practice Awards 2008-09. European Agency for Safety and Health at Work. 2009. (p.8)

れらの優良事例は、多彩であるが、小規模事業場を含めて多重リスクを対象にすぐ実施できる予防措置の並行実施に注目している。リスク対策の包括的な取り上げ方が基盤となり、産業保健サービスの支援も得て、現場で確認できるリスク予防措置に直接着目していく取り組みが、各国共通していることに啓発される。

　このように、小規模事業場における予防マネジメント支援では、現場条件のもとでのすぐの多重リスク確認と、自主的な予防措置の実施に力点をおくグループ産業保健サービスによる助言・支援で現場労使を支えていくことが、今の国際共通課題であると認められる。この方向での国際経験に学んで、国内の小規模事業場向けグループ産業保健サービスの普及が図られていくことに期待したい。

Ⅷ　産業保健サービスのチームづくりの重要性

　産業保健領域の国際動向をみていくと、小規模事業場を含めた全産業にわたる産業保健サービスをどう確立していくかが共通の課題となっていることがよく分かる。そのためには、労働災害・職業性健康障害の予防に現場労使が自主的に取り組む体制と、現場ごとに必要な予防措置を確認して実施していけるよう支援する産業保健サービスチームの活動とが、ともに欠かせない。この視点で、産業保健サービス側が取り組む予防支援の内容を、きちんと整理しなおす時期にあることをすでに述べた。それには、産業保健サービスチームの組み立て方について、必要な予防活動内容に沿って検討していくことが、ぜひ必要である。

　この検討に当たっては、EU諸国を中心に進行中の中小事業場向け産業保健サービスチームの構成と機能から、多くの点を汲みとることができる。包括的なリスクマネジメントを予防中心に現場で取り組みやすく支えていくための産業保健サービスチームの組み立て方が、特に重要である。具体的な取り組み事例に即しての最近の進展から力点のおき方を学ぶことがすすめられる。

1．広域の予防課題からみた産業保健サービスチームの組み立て方

　小規模事業場を対象とする場合、産業保健サービスにチームとして従事する保健専門職は、職種にしても人員数にしても制約がある。国際的にみると、通常は、産業医・産業看護職を中核とするが、衛生技術者、心理職、人間工学面の担当者が重要とされている。また化学物質なり特定リスクなりに対応するリスクマネジメント、労務管理面の配慮、現場条件から予見される各種事態への対応などについての協力体制もサービス範囲に入る。各国で、そうした多様な対応を含めたサービスを行うグッドプラクティスの経験が積み重ね

られている。労使による一次予防措置に適切な力点をおくには、こうした現場実践の交流が重要な役割を担うことになる。

多様なリスク要因を取り上げるサービス体制

　表26に、女性労働者の健康確保に必要な課題となる複合リスクをEU労働安全衛生機構がまとめた結果を示した。女性労働者による多彩な職務と現場条件は、男性労働者と共通するが、結果として生じるさまざまな健康状態が示すように、現場条件に見合うように視野を広域の健康上のリスクに広げた配慮が女性労働者に特に必要な場合が少なくないとみられる。この表に挙げられている作業条件は、どの業種、職務についても、重なり合って健康に影響している。こうした複合リスクに対処できる産業保健サービスには、良いチーム機能が求められる。

　こうした複合リスク対応は、EU諸国に限らず、産業保健サービスにとってますます重要になっている。また、労使による自主対応をサポートしていくことが常に必要となるので、各国とも、産業保健サービスの充実に向けた体制整備が緊要の課題として挙げられている。すでに述べたように、国内の場合、複合リスクへの一次予防策

表26　EU労働安全衛生機構による女性労働者の主な課題となる複合リスク

リスク要因および作業条件	結果として生じる健康状態
サービス部門における作業 労働安全衛生法規が及ばない職務 長時間の立位と座位 静的姿勢 単調で反復する作業 負荷の反復移動と人の移送 生物学的因子と化学物質への曝露 顧客、患者との接触 顧客の構内における作業 多面的な役割 情報と訓練の不足 不十分な統制、自律と支援	ストレスとメンタルヘルス上の問題点 異種の事故―すべり、つまずきと転倒、 　　　　　　暴力関連、針刺し傷害、 　　　　　切傷および捻挫など 疲労と認知障害 筋骨格系障害 感染疾患 皮膚障害、ぜんそく

出典：European Agency for Safety and Health at Work. New risks and trends in the safety and health of women at work: European Risk Observatory Literature review. European Agency for Safety and Health at Work. 2013. (p.40, Table 2)

の充実に力点をおいた見直しが必要であり、そうした国際経験はますます重要になっている。

予防措置を広くとるEU共通の取り組み

EU諸国における、この意味の産業保健サービス強化策をよく示すのが、**表27**である。2007年から2012年にかけてのEU加盟国における労働安全保健法令順守状況がまとめられている。EU共通の法令の実施に当たって、良好実践の普及、ホワイトカラー・ブルーカラー労働者に及ぶ訓練、分かりやすい情報提示が、リスクアセスメント手順の容易化と並んで、多くの国で共通して実施されていることが分かる。また外部予防サービスの活用、自主対応を促進する労働監督機能、経済的なインセンティブの配慮なども過半の加盟国で実施されている。こうしたEU共通の法令の国の戦略への反映がすすんでおり、健康診断の実施に偏ることなく、幅広い予防措置の中小事業場への適用に力点をおく産業保健サービス体制が重要とされている。

表27　EUによる労働安全保健法令の対象領域別にみた実施加盟国数
（2013年報告）

法令	現場レベルへの良好実践の普及	ホワイトカラー・ブルーカラー労働者の訓練	読者にやさしい情報・指針	リスクアセスメントを容易化するツール	カウンセリングサービスへのアクセス普及	外部予防サービスへのアクセス	仲裁機能を果たす労働監督官	経済的なインセンティブ
１．法令を施行した加盟国数	22	20	24	20	16	17	17	15
２．戦略に法令を含めた加盟国数	18	18	20	18	16	14	16	12
３．中小事業場に法令を適用する戦略数	10	9	15	13	13	6	10	5

出典：European Commission's Directorate General for Employment, Social Affairs & Inclusion. Evaluation of the European strategy on Safety and Health at Work 2007-2012 -Final Report-. 2013. (p.56, Table 4-6)

2．現場条件に合わせた産業保健チームのあり方

　産業保健チームが支援する予防措置のうち、リスク要因を広く捉えた職場環境改善のすすめ方については、リスクマネジメント手法の普及に伴って、効果的に改善を計画し、実施し、見直していく手順が各国とも広く行われるようになった。そうした手順を支える産業保健サービスの取り組み方も、同じ計画・実行・見直しの手順を踏んで現実的な予防措置の実施を支えていくことが、基本のすすめ方とされるようになった。今世紀になって、国際標準化もすすみ、一次予防措置中心に産業保健サービスのあり方を実践的にする動きが各国で共通の潮流としてすすんでいる。こうした動向を反映しながら国内の産業保健サービスのあり方を検討するに当たっては、学際チームとしてのチーム力をどう充実化していくかが、大きな関心事となっていると認められる。

健康ニーズと環境改善ニーズに同時対処するチーム力

　開発途上国を含めた広域対応の産業保健サービスの普及が国際的に進行中であることを確認できるのが、**図23**が示す基本産業保健サービスのプロセスチャートである。すでに解説したように、基本産業保健サービスは、「基本」に当たるベーシック産業保健サービス（BOHS）として、国際協力の場で重視されるようになってきた。その運用に当たって、**図23**が示すように、常に健康面の対応に合わせて労働環境・労働条件を取り上げて包括的な対応を図るべきことが強調されている。この**図23**の手順は、産業保健サービスにとって重要なPDCA（Plan-Do-Check-Act）手順に従っており、多重要因に対するリスクマネジメントの手順が小規模事業場全体に向けた基本産業保健サービスで同じく重視されていることを確かめることができる。

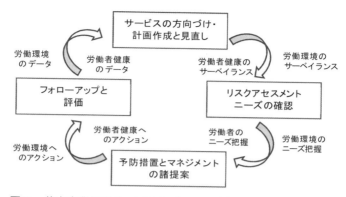

図23　基本産業保健サービスのプロセスを示すフローチャート

出典：Rantanen J. Basic occupational health services—their structure, content and objectives. SJWEH Suppl. 2005;(no 1):5-15.(p.9, Figure 3)

広域リスク対応のグッドプラクティスを支える支援体制

　国内の産業保健サービスの実務のすすめ方については、最近の再検討に見合った諸提言から良い示唆を得ることができる。2011年に提起された日本学術会議「労働雇用環境と働く人の生活・健康・安全委員会」の提言については、すでに詳しく述べた。一次予防中心の産業保健サービスの向上が中心課題とされた。そうした提言を背景にまとめられた**表28**に示す2013年の「科学的根拠に基づいた職場のメンタルヘルスの第一次予防のガイドライン」も、広域の複合リスクに対応する産業保健サービス支援による現場ごとのグッドプラクティスの普及に必要な視点を提示している。

　このガイドラインでは、職場環境の改善を行うすすめ方として、8項目にわたる推奨項目と実際的なヒント4つを挙げていて、国内外共通の視点の整理に役立つ。改善計画に当たっては、問題解決型の取り組みが重要とされる。実施手順では、良好事例を活用しての、幅広い目配りをもとにしての具体的な改善策の提案を重視する。この広域の問題解決策への目配りが実効あるアクションをとりやすい改善策に結びつき、提案促進式のツールを用いることで職場の状況に応じた改善実施が容易化されると指摘している。労働者参加をも

表28　職場環境改善の評価と改善に関するガイドラインの推奨項目とヒント

関連領域	推奨項目	ヒント
計画・組織づくり	**推奨1　（事業場内の合意形成）** 職場環境改善の目的、方針、推進組織について事業場で合意形成する **推奨2　（問題解決型の取り組み）** 問題指摘型は避け、問題解決型で取り組む	**ヒント1　（部門責任者の主体的な関与）** 職場環境改善を実施する組織ないし部門の責任者の主体的な関与を引き出す
実施手順の基本ルール	**推奨3　（良好事例の活用）** 実施可能な改善策を立てるために、職場内外の良好事例を参考にする **推奨4　（労働者参加型で実施）** 改善策の検討や実施に労働者が参加できるように工夫する **推奨5　（職場環境に幅広く目配り）** 心身の負担に関連する職場環境や労働条件に幅広く目配りして優先順位をつけ、改善策を検討する	
実効性のある改善策の提案	**推奨6　（現場に合わせた提案の促進）** 職場の状況・タイミング・資源を考慮して具体的な改善策を検討する **推奨7　（ツール提供）** 現場の気づきやアイデアを引き出し、行動に移しやすい提案を促すことができるツールを活用する	**ヒント2　（職場のしくみの活用）** 継続的に改善の場が設定できるようにすでにある職場のしくみを活用する（安全衛生委員会、QC サークルなど） **ヒント3　（職場の準備状況に合わせたアプローチ）** 組織としての受け入れ体制や準備状況に応じた介入方法を選ぶ
実施継続	**推奨8　（フォローアップと評価）** 職場環境改善の実施を継続させるために中間報告の提出を求めたり、期間を設定して実施状況や成果を確認する	**ヒント4　（PDCA サイクル）** 改善の取り組みを計画・実施・評価・見直しのサイクルに組み込み、継続的に実施できるようにする

出典：吉川徹, 吉川悦子, 土屋政雄, 小林由佳, 島津明人, 堤明純, et al. 科学的根拠に基づいた職場のメンタルヘルスの第一次予防のガイドライン 職場のメンタルヘルスのための職場環境改善の評価と改善に関するガイドライン. 産業ストレス研究. 2013; 20(2):135-145.を参照して作成

とにしての多領域改善策に目配りした合意形成手順をとる実際的なすすめ方が有効とされている。こうした手順は、現場条件に見合った改善をステップバイステップで継続する職場環境改善に当たり、そうした手順を支え、容易化することに産業保健サービスチームが注力すべきであることが、よく示されている。実効ある広域の一次予防措置についての合意形成を重視する国際動向を反映している。

一次予防機能中心の産業保健チームの構成

　産業保健チームによるこうした実践的な改善推進を継続して支えていくためには、産業保健サービスを担当するチームの多領域対応力を生かせる専門職間の良い連携が重要になる。

　こうした広域リスクへの対応と実践的な改善策重視のサービス体制が、EU諸国はじめ各国で共通して推進されるようになった。とりわけ、現場に見合った有効な改善策の提案とその実施を支える連携プレイが重視される。小規模事業場全体に及ぶ産業保健サービスを法規で全事業者に義務づけるフィンランドのすすめ方から多くを学ぶことができる。

　表29に示すように、フィンランドの産業保健サービス体制は、法令に基づいて、労働関連疾病と災害の一次予防と、そのための労働条件の安全・健康化、それに合わせての労働能力向上にそれぞれ直接寄与するチームワークに力点をおく。全事業場労働者約200万人のほとんどを対象に、産業保健サービスを提供するしくみが整えられている。そのチームサービス提供機関として、企業内組織のほか、民間クリニック群、事業者協同組合、自治体傘下の組織が、全国をカバーしている。その全国にわたる実務を産業保健専門職として、医師・産業看護職のほか、理学療法士、心理職がチームとなって担

表29　フィンランドの全事業場対象の産業保健サービスの提供体制

産業保健ケア法に基づく産業保健サービスの推進	全事業場労働者(約200万人)への産業保健サービス提供機関	産業保健サービス提供を行う産業保健専門職（約5,000人）
１）労働関連疾病と災害の予防 ２）労働と労働条件の健康と安全 ３）労働キャリアのさまざまな段階における従業員の健康、労働能力と機能能力 ４）職場コミュニティの役割遂行機能	• 民間クリニック（約53%） • 事業者協同組合（約４%） • 事業者による組織（約10%） • 自治体運営機関（約21%） • 自治体保健センター（約12%）	• 常勤およびパートタイムの医師（32%） • 産業看護職（40%） • 産業理学療法士（８%） • 産業心理カウンセラー（３%） • 産業保健補助職（17%）

出典：Halonen JI, Atkins S, Hakulinen H, Pesonen S, Uitti J. Collaboration between employers and occupational health service providers: a systematic review of key characteristics. BMC Public Health. 2017; 17(1):22. を参照して作成

う体制が整えられている。

　こうしたフィンランドのサービスチーム構成がよく示すように、産業保健サービスで進行中の国際動向では、事業者への助言を軸に、職場内の幅広い予防活動の計画・実施全体を支え、職業性の多重健康リスクへの予防措置を助言し、促進するチーム支援体制をとるようになった。さらに最近では、問題解決型の多面的な労働条件向上とメンタルヘルス対策が重視されるようになっていることから、助言・支援チームの中核となる産業医・産業看護職が、衛生技術者・心理職・人間工学担当者・労務担当者などと同じ視点で労使サポートを分担し合う体制の整備を図るようになっている。小規模事業場対応を含めて、チーム内の良い連携を確保するためには、事業経営側からの独立性と倫理規範が重視される。こうした一次予防推進策に重点をおくチームサービスに力点がおかれているのである。

3．基本となる産業保健サービスを共通目標に

　チーム力を生かした産業保健サービスが多数に及ぶ中小事業場で有効に機能していくためには、やはり一次予防に重点をおいた広域リスク対応の問題解決型の労使の自主対応支援を、専門職チームとして継続して運用していくことが欠かせない。多数の小規模事業場の自主対応を支えるためには、現場ごとの条件に応じた一次予防策提案・実施の容易化手順を支えるチーム体制がのぞましいことになる。それをよく示すのが基本産業保健サービスの普及であることが、こうした観点から、国際共通の方策になる。

業種に適した産業保健サービスの組み合わせ

　EU諸国だけでなく、この方向での多重リスクマネジメント支援の進展が多彩に報告されるようになった。とりわけ、心理社会的リスクを含めた問題解決型の多重リスク対応における産業保健サービスの連携を効率化していく、中小事業場含めてのチーム内の連携成果が注目されている。

　この効果的な産業保健サービス内の連携には、多重リスク予防措置支援が特に大切である。**表30**は、こうした多重リスクへの取り組

表30　EU労働安全衛生機構による業種別健康リスク予防の取り組み例

作業領域	リスク要因と健康上の問題点			
	生物学的	物理的	化学的	心理社会的
医療	感染性疾患	手作業と負担のかかる姿勢、電離放射線	洗浄・消毒・殺菌剤、薬剤、麻酔剤	感情的にきつい作業、交代勤務・夜勤、顧客・公衆からの暴力
介護	感染性疾患、特に呼吸器性感染症	手作業、負担のかかる姿勢	—	「感情労働」
清掃作業	感染性疾患、皮膚炎	手作業、負担のかかる姿勢、滑り・つまずき・転倒、手をぬらす作業	洗浄剤	時間外作業、暴力－例えば単独・夜間作業など
食料生産	感染性疾患－例えば動物性、カビ胞子性など、有機粉じん	反復動作－例えば包装・食肉処理、ナイフによる切傷、寒冷、騒音	残留殺虫剤、滅菌剤、添加剤	反復組み立てライン作業に伴うストレス
外食・飲食店	皮膚炎	手作業、反復裁断、ナイフ切傷、滑り・つまずき・転倒、温熱、洗浄剤	受動喫煙、洗浄剤	忙しい接客作業のストレス、暴力とハラスメント
繊維・衣服	有機粉じん	騒音、反復動作とぎこちない姿勢、針刺し傷害	染料・溶剤ほかの化学物質、粉じん	反復組み立てライン作業に伴うストレス
クリーニング	感染布－例えば病院内	手作業、負担のかかる姿勢、温熱	ドライクリーニング溶剤	反復・速いペースの作業
陶磁器製造	—	反復作業、手作業	釉薬、鉛、シリカ粉じん	反復組み立てライン作業に伴うストレス
軽工業	—	組み立て作業などの反復動作、ぎこちない姿勢、手作業	電子機器用の化学物質	反復組み立てライン作業に伴うストレス
コールセンター	—	会話の聞き取り、ぎこちない姿勢、過度の座位	低質の室内空気	顧客対応に伴うストレス、作業ペース・反復
教育	呼吸器・麻疹などの感染性疾患	長期の立位、音声問題	低質の室内空気	感情的にきつい作業、暴力

出典：Directorate-General for Employment, social affairs and inclusion. Employment, Social Affairs & Inclusion. European Commission. を参照して作成
https://ec.europa.eu/social/home.jsp?langId=en（access 2023.07.27）

み例を集録したEU労働安全衛生機構による業種別健康リスク予防の取り組み例を示す。生物学的・物理的・化学的リスクへの対応がすでに多様に必要なことが知られるが、心理社会的リスクの予防措置がどの業種でも重要となっている。この表で取り上げているどの業種にも、小規模事業場における多重リスク予防措置の支援体制が重視されていくことがよく理解できる。

現場の予防措置支援に適したサービスチームを

　こうした多領域予防措置への現場的なサポートを産業保健サービスチームが多数の小規模事業場を含めて提供していくためには、しっかりした国レベル、産業レベルの体制づくりが重要となる。基本産業保健サービスを具体的に取り上げた体制に、もっと注目していかなければならない。フィンランドなど、この方向での先進国の実

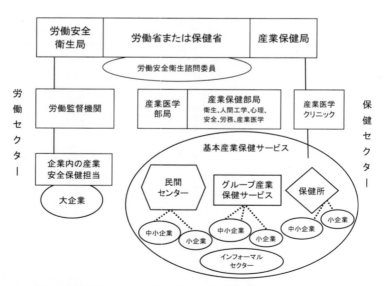

図24　基本産業保健サービスを取り入れた中小事業場における取り組み方を示す系統図（Rantanenによる）

出典：Rantanen J. Basic occupational health services—their structure, content and objectives. SJWEH Suppl. 2005;(no 1): 5 -15.（p.8, Figure 1）

績に学びながら、その体制づくりに向けたグッドプラクティスを波及させていく必要がある。

　多数の中小企業、散在する小規模事業場群に、この意味の産業保健サービスを行えるチーム活動を行っていくためには、既存の体制をさらに整備するとともに、そうしたチームサービス確立のための多チャンネルの支援網を作っていくことになる。**図24**は、基本産業保健サービスのこの方向での拡充方式について示しており、国際産業保健学会のRantanen元会長がまとめた図式としてよく知られている。大企業を中心とした企業内産業保健サービスと並んで、多数の中小企業・小規模事業場を対象にした基本サービス網を民間労働衛生センター、グループ産業保健サービス、保健所などで構築する多チャンネル並行方式が示されている。そうした柔軟なチーム網づくりを広げていく方針の有効性を、この図はよく物語っている。

　上述の職場環境改善普及のためのガイドラインでは、同じような職場の良好事例に対応する広域予防措置を目標に、小さくとも確実な成果を挙げていくための職場環境改善をステップバイステップで労使参加で進めていくことを強調している。すべての小規模事業場に、そうした産業保健サービスチーム網の支援により着実かつ実効ある現場改善を支援できるサービスを普及させる、国際動向に見合った方策が国内でも進展していることに着目していきたい。

　次項からは、こうした方向に有効なグッドプラクティス促進策としての参加型職場環境広域改善方式を取り上げることとしたい。

Ⅸ　参加型の職場環境改善手順の有効性

　産業現場のそれぞれの現状に合わせた職場環境改善のすすめ方に
関心が寄せられている。中小事業場を含めて、心理社会面など職場
環境を広く捉えて必要な改善を行う実践的な取り組みが、産業保健
における一次予防の推進に欠かせないとの認識がすすんだことが背
景になっている。具体的な予防効果があり、継続して取り組みやす
い参加型の職場環境改善が注目されるようになった。

　過重労働対策、メンタルヘルス面を含めての包括的な取り組みの
普及例として、労働者参加による簡明な手順が、今多くの業種で、
地域で、成果を挙げている。実際にストレス予防効果があることも
検証されるようになった。産業保健サービス側は、健康に働くため
の職場条件向上に役立つ方策として、ツールを提供しながら、改善
手順をサポートしていくことが期待される。産業保健の現場ニーズ
に応える取り組みとして、参加型職場環境改善の現状とその具体的
なサポート法について取り上げる。

1．労働者参加型の職場環境改善にみる共通特徴

　中小事業場を含めて、労働者参加型のすすめ方が幅広い職場環境
条件の改善に成果を挙げているのは、なによりも、その分かりやす
く、取り組みやすいシンプルな手順が基盤となっているからであ
る。職場ごとにすぐ応用できるグッドプラクティスを目標にした改
善策提案がまとまりやすいとの経験が、内外の多くの業種で確かめ
られてきている。

　業種や地域で異なった職場条件に接している現場労使は、必要な
予防方策について経験を積んでいる。そうした背景の上に、同種の
現場で積み上げられているグッドプラクティスの知見が加われば、
安全で健康に働く条件の醸成に役立つ改善策をさらに積み上げてい

くことが容易化される。こうした現場実践の交流を経て、参加型改善の手順も、分かりやすく、取り組みやすく整備されてきたとみることができる。

効果的な参加型職場環境改善の手順

　図25は、多業種で汎用されるようになった一般的な参加型職場環境改善の基本手順を示す。まず、応用可能なグッドプラクティスの実例群を学ぶことから手順が始まる。実例から複合リスク予防策に当たる改善目標が共有できるようになる。次に、同じ職場に働く労働者の間で改善策を検討する場を持つことができる。自職場にある「良い点」をまず討議し、その良い点3つほどを確認したら、「改善点」3つまでを討議する。この経緯から、引き続いて、改善計画に合意して期限内に実施する最終段階に移ることができやすくなっている。すぐ実施可能な改善計画に合意しやすくなっていることに注目したい。報告された改善内容をまとめ、フィードバックしていくことまで進行すれば、この参加型手順が一巡する。

　「良い点」3つ、「改善点」3つほどをグループ討議するのは、参加型改善でよく行われる手順である。良い点を先に検討し、その良い点を確認してから改善点を討議することで、基盤となるグッドプラクティスに見合った改善点が提案しやすく、合意しやすくなっている。このように、グッドプラクティスを目標にすることがリスクマネジメントのPDCAサイクルの"Plan"（計画）に当たり、グループ討議後の改善計画と実施の段階が"Do"（実行）に当たることから、現場のリスク管理に実効ある手順を踏んでいることにもなる。

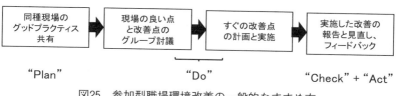

図25　参加型職場環境改善の一般的なすすめ方

また、改善結果の報告とそのフィードバックは、自職場でできるグッドプラクティスを確認している"Check"（見直し）に当たり、次の"Act"（改善）へとつながる重要な手順である。

参加型職場環境改善トレーニング方式の国際的な普及

　こうした参加型改善手順は、前世紀の後半にかけて、産業安全保健の領域で国際的に共通してすすんだ包括的リスクマネジメントの進展に根ざしている。現場の労使による自主対応の進展に見合っているほか、国際的にも共通した課題であるシステム災害、作業関連健康障害、過重労働などの複合リスクに対応する業種別のグッドプラクティス推進という国際動向にも見合っている。中小事業場でも実施可能な多重リスク対策が、多くの業種で実効性のある複合リスク管理手法として、国際的に定着してきたことによく対応している。

　図26に、年代を追った参加型職場環境改善トレーニング方式の系譜を示した。その良い出発点となったのが、1980年代から国際労働機関（ILO）がアジア諸国の中小企業の職場環境改善法として開発

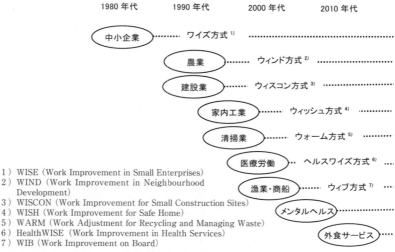

1）WISE（Work Improvement in Small Enterprises）
2）WIND（Work Improvement in Neighbourhood Development）
3）WISCON（Work Improvement for Small Construction Sites）
4）WISH（Work Improvement for Safe Home）
5）WARM（Work Adjustment for Recycling and Managing Waste）
6）HealthWISE（Work Improvement in Health Services）
7）WIB（Work Improvement on Board）

図26　年代を追った参加型職場環境改善トレーニング方式の国際的な普及経過

し、普及させてきた「ワイズ方式」である。私は当時、ILOのアジア太平洋地域労働条件担当の地域アドバイザーだったので、このワイズ方式の開発と普及に従事した。ワイズ方式により参加型改善手順の有効性が認められるようになり、国際的に普及していった。アジア諸国だけでなく、中南米、アフリカ諸国にも普及をみた。1990年代以降に、農業、建設業から、家内工業、清掃業などに応用が図られた。農業では「ウィンド方式」、建設業では「ウィスコン方式」としてトレーニングパッケージが作られ、ワイズ方式と同様に多くの国で取り組まれるようになり、今も国際的に普及が図られている。

　2000年代からは、同じ参加型改善の手順の応用が、いくつもの業種ですすみ、トレーナー養成法としても広く取り上げられるようになった。2000年代以降は、過重労働対策、メンタルヘルスに参加型職場環境改善が応用されるようになったのが特筆される。本書でも取り上げた、メンタルヘルスのための「職場ドック」方式は、製造業、医療介護職場、自治体職場などに広がり、そして最近は各種のサービス業にも普及が図られている。

　国内では、各地の中小事業場でワイズ方式が普及したほか、医療介護職場にも各地で応用された。建設業の実績も図られている。漁業、商船を対象にした「ウィブ方式」は、全国各地で漁業協同組合を通じた研修などで応用がすすんでいる。自治体職場では、各地で試みられたのを受けて、高知県、北海道、京都府、福岡県大牟田市などで職場に広く応用されて、さらに各地に広がりつつある。

２．広域にわたる改善視点を生かす参加型改善手順

　このように、現場に適した労使協力によるリスク管理がメンタルヘルス向上、過重労働対策を含むストレス予防に視野を広げてきたもとで、参加型職場環境改善の有効性がさらに確かめられてきている。その実績をみると、多重要因に対するグッドプラクティスを目標にした分かりやすい手順が、役立ってきたと認められる。

　とりわけ、対策アクションに力点をおいた職場討議は、現場条件

で実施可能なアクションの提案と実施に結びつきやすい利点を持つ。多重要因に同時に着目することで、現場ですぐ実施する改善アクションが提案しやすくなる点も指摘できる。産業保健にとって重要な多重リスクへの一次予防策実施に参加型改善の方式がよく適しているとみることができよう。

職場環境改善ニーズの広域化に対応する参加型の視点

参加型職場環境改善の特徴として、広域にわたる改善策の提案を容易化している点が特に注目されている。業種により、また、現場条件により、改善内容はさまざまであるが、改善する要因の領域は、作業負担と仕事しやすさ、勤務時間制、作業場環境、作業編成のあり方など、広く捉えた職場環境になっている。広域を対象にすることで、応用可能な改善策がみつかりやすく、経験交流が図りやすい利点があることになる。

仕事しやすさを目標にした共通改善領域

表31は、国内の業種別に行われた参加型職場環境改善で報告された改善数の領域別分布を示している。いずれも学会報告のある改善実例である。いずれの例も、その後も継続して改善が行われている。ガラスリサイクル工場の例は、外国人労働者が過半を占める50人未

表31 国内の業種別に参加型職場環境改善を行った実績の領域別比率（%）の比較

改善領域 （報告された改善総数）	ガラス リサイクル企業 (84)	医療職場 (85)	高知県職場 (228)	北海道職場 (887)
A. コミュニケーション	7%	5%	19%	17%
B. 勤務時間制	4%	18%	4%	6%
C. 仕事しやすさ	27%	31%	40%	29%
D. 作業場環境	26%	22%	25%	33%
E. 相互支援	18%	9%	5%	8%
F. 安心できるしくみ	18%	15%	7%	7%

満の小規模事業場である。医療職場は総合病院で経年改善に取り組
んでいる例であり、高知県と北海道の場合は、それぞれ自治体のほ
とんどの職場で取り組まれた例である。改善領域は、いずれも多岐
にわたるが、仕事しやすさに当たる作業負担の改善と照明・温熱と
有害環境などの作業場環境対策が過半を占める一方、過重労働・ス
トレス予防に力点をおくコミュニケーション・勤務時間制・相互支
援などにも広く目配りした改善が行われていることが分かる。

　この表の改善領域は、2000年代になって普及が進んだ「メンタル
ヘルスアクションチェックリスト」が取り上げている６領域に当た
る。医療職場と自治体職場では、この６領域を対象にしたアクショ
ンチェックリストを実際に使用して参加型改善が行われた。作業負
担の質も作業場環境要因も多彩であるのに、ほぼ同様の領域分布で
改善が行われていくことが印象的であって、広域にわたる改善視点
のおき方がどの場合にも重要な役割を果たすことが示されているこ
とになる。

広域に取り組みやすい改善提案ツールの活用

　産業保健チームがこうした広域にわたる改善実施を支えていく際
に、対策指向のグループ討議ツールが役立っていることに注目した
い。**表32**に、こうしたツールの利用方法と活用例をまとめた。良好
事例写真などの実例提示と、改善策リストに当たるアクションチェ

表32　参加型職場環境改善に汎用されている対策指向のグループ討議ツール

グループ討議ツール	職場内の利用方法	活用例
１．グッドプラクティス写真集	領域別の改善実例写真を提示する、良好事例写真についての個別投票、領域ごとまたは全体についてグループ討議	改善事例写真集の配布、掲示写真についての投票・討議
２．アクションチェックリスト	実施可能な改善策について、提案する・提案しないをチェックし、グループ討議による良い点・改善点のまとめに利用する	20〜30項目のアクションチェックリストを用いた職場巡視、チェック結果のグループ討議
３．グループワークシート	グループごとに良い点３つ、改善点３つを記入し、グループ別発表に用いる	グループ討議結果の交流、改善計画作成への利用

ックリストの活用とが改善提案を容易化していることが分かる。こうした討議ツールの提供が、産業保健チームの重要な役割になっている。グループ討議に役立つワークシートの場合は、良い点３つ、改善点３つを記入するようにした分かりやすい書式がよいとされている。

　改善策提案を容易化するツールの特性をよく表しているのが、提案できる改善策を列記したアクションチェックリストである。通常、低コスト改善策に力点をおき、現場で実施しやすい改善アクションを列記する。そのアクションごとに、提案するか、提案しなくてよいかをチェックしていく形式をとる。

　このアクションチェックリストを通例の合否弁別式のチェックリストと比較したのが、**表33**である。合否弁別式の場合は該当するかどうかを記入するのが通例であるが、アクションチェックリストは、それぞれのアクションを提案するか、しないかを記入していく。このアクションチェック形式では、現状を変更する改善を提案するかどうかについて記入するので、合否の仕分け判断をするよりも、記入しやすくなる。また、提案しない場合は、現状でも良い状態にあることに当たり、良い点を取り上げる際に参考になる。つまり、弁別式のチェックリストは、問題点があるかどうかの判断にとどまっていることから利用者の態度が受動的になるのに対して、アクショ

表33　職場で用いられる分析用チェックリストとアクションチェックリストの比較

特徴点	分析用チェックリスト	アクションチェックリスト
チェック方式の例	・作業用の照明は十分明るい □ はい　　　　□ いいえ	・照明具の位置を変えるか、 　局所照明を用いる 提案しますか □ 提案しない　　　　□ 提案する
各項目チェックの目的	評価基準からみた問題点の指摘	実施可能な問題解決策の提案
チェックリストの利用法	職場の現状についての分析、判定	現状からみた改善策の提示
チェックリスト利用の態度	受動的 (passive)	能動的 (proactive)

ンチェックリストであれば、改善策に目を向ける点で能動的になる。

　参加型職場環境改善では、アクションチェックリストの項目数を20～30項目にすると使いやすいと知られている。チェック結果は、現場ですぐに取り上げるアクションの提案集になるので、グループ討議の素材としての機能を十分果たすことができる。列記されている項目以外の新しい提案にも目が向く。多重要因に対して低コスト改善策を取り上げて、段階的に改善策を実施していくのにも適している。こうしたツールの利用で討議がやりやすくなり、すぐ実施できる現状改善を支えていけるのが利点となる。

３．職場ニーズに対応した改善策実施の容易化へ

　こうした参加型職場環境改善の経験では、産業保健チームが、現状からのステップバイステップの職場環境改善を支える役割を果たしている。この役割は、職場の労使による改善策実施の各段階を容易化することを担う。現場ごとに多重リスクの一次予防を具体化する手順のサポート、そのためのツール提供が重要となる。近年の参加型職場環境改善の進展から、そうした産業保健チームの役割に大いに期待できる。

参加型職場環境改善を容易化する要因

　参加型職場環境改善は、職場の現状に合わせての柔軟な改善のすすめ方に適しているので、改善手順を把握していくことで、改善を容易化する方策がたてやすい。その容易化に役立っている要因を図27にまとめてみた。

　最も具体的には、職場ごとの現状に見合った改善の提案と実施が容易化するのは、多重要因についての改善策の候補が理解しやすく提案しやすくなっているからである。低コスト改善策候補について例示のかたちで取り上げやすくすることが役立っている。その手順は、職場検討会などグループ討議の場の設定で、いっそうすすめやすくなっており、アクションチェックリストの活用が要点をしぼった

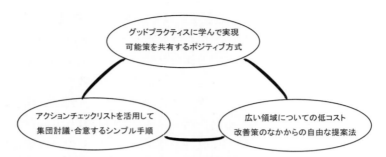

図27　職場内の問題解決に取り組む参加型職場環境改善を容易化する3つの要因

討議に役立っている。この提案容易化ツールの利用を支えている要因として、現場ごとに可能なグッドプラクティスを目標にするポジティブな視点を挙げることができる。

改善策実施を容易化する参加型手順の特徴

　参加型職場環境改善に共通した利点を**表34**にまとめた。現場条件に見合ったグッドプラクティスを目標にする点と、すぐ応用可能な改善策を提案する手順とが、中核となる特徴点になる。アクション指向のツール利用で改善プランに合意しやすく、成果をフィードバックして共有しやすい点も共通点として指摘できる。総じて、段階的改善に力点をおくことになり、したがって継続実施しやすいことが有利な点になる。

　こうした特徴を生かすサポートを産業保健チームが担っていくことで、現場条件に合わせた効果的なグッドプラクティス推進策として、参加型職場環境広域改善が普及することに期待したい。

表34　グッドプラクティスを目標にする参加型職場環境改善の共通特徴

共通する特徴点	現場で行う手順	利　点
ローカルグッド プラクティス目標	現場条件での良好実践事例を提示して、共有する	すぐ実施可能な低コスト改善に焦点を当て、合意できる目標を設定しやすい
対象職場で実施する 改善策提案	職場単位で良い点と改善点をグループ討議して発表 （アクションチェックリスト利用の職場検討会など）	職場で行われているグッドプラクティスを確認して、同様にすぐ行える改善策について、検討しやすく、提案しやすい
すぐの改善プランに 合意	グループ討議結果を参考に、すぐの少数改善策実施を計画	グッドプラクティスを横に広げる計画ゆえに合意しやすく、取り組みやすい
期限内実施の成果を 共有	期限内に実施した少数の改善を簡易書式で報告、周知する	現場の資材・経験をもとに達成した成果が分かりやすく共感しやすい
段階的改善による 継続実施	同様の簡易手順で経年実施していく方針を明示して継続する	ステップバイステップのすすめ方が現場労使に受け入れられ持続しやすい

X　普及する参加型職場環境改善の共通手順とは

　業種ごとの現場条件に合わせた参加型職場環境改善には、効果的な共通手順が普及するようになった。それぞれの現場条件に見合っていて実施可能なグッドプラクティスを目標にすることにより、中小事業場を含めて、安全で健康な労働条件を確保する一次予防の推進策として、国内外で目立つ成果を挙げている。

　この参加型の職場環境改善手順は、包括的な安全保健活動を推進する現状に合わせて、多領域のリスクを同時に取り上げ、有効ですぐ実施できる改善策を段階的に積み重ねていくことに力点をおいている。この目的に沿って汎用されるようになったシンプルな手順と、その手順の追い方を現場条件に応じて容易化するアクション指向ツールの活用が、注目されている。グッドプラクティスの普及に直接役立つ参加型の手順について取り上げる。

1．労働者参加型の職場環境改善が有効な理由

　労働者参加型のすすめ方が職場環境条件の改善に役立つのは、すでに述べたように、さまざまな現場条件のもとでも取り組みやすい手順をとるからである。シンプルな手順の直接の効果として、改善を実施していく視点が参加労働者に理解しやすくなっている。

　参加型で取り上げられる改善策が一次予防策としてリスク低減に役立つもう一つ重要な理由は、その分かりやすい手順の追い方が、リスク低減効果を確保していくPDCAのすすめ方によく合致しているからである。参加型の改善手順は、リスクマネジメントの要件を満たしていることになる。

参加型ですすむ改善の共通特徴

　表35に、業種別の現場条件に適した参加型のすすめ方で職場環境

表35　業種別に適した参加型職場環境改善を行う際の共通視点

参加型で実施する視点	職場内の対話を基礎に改善していく手順
包括的リスク管理の明確化	広域リスクを同時に取り上げる方針を周知する
理解しやすいグッドプラクティス目標	現場ないし同種職場で達成された良好事例を提示する
実現可能な改善策に力点	低コスト改善策からなるアクションチェックリストを用いる
職場内の対話に基づく実施	職場ごとに良い点と改善点をグループ討議して発表する
職場内の合意形成の容易化	職場ごとに少数の改善プランを決めて期限内に実施する
継続して改善していく実施体制	成果をフィードバックし、経年実施すると決め働きかける

　改善を行う際の視点を実施手順に従ってまとめてみた。まず、リスクマネジメントで重要となる、包括的に多重リスクを対象に含める視点が基礎になり、参照するグッドプラクティスを理解し目標とする手続きがとられる。職場環境を広く捉えることから、心身負担、作業場環境、心理社会要因、チームワークにわたる実践例を参照する。広域の良好事例を知って目標にする過程が出発点となる。その目標に沿って、職場内の対話ですぐ取り組む改善策を少数にしぼりこむ手順がとられる。このために実施可能策を多領域について分かりやすくまとめてあるアクションチェックリストの使用により、実際的な改善策について職場単位のグループ討議が行われる。

　このグループ討議では、通常、職場環境にすでにある良い点と改善を要する点を同時に話題にする。通常、グループごとにまず良い点を話し合い、3つ以内にまとめ、それから改善点を話して同様に3つ以内にまとめる。討議結果を発表し合い、全員で共有する。良好事例とアクションチェックリストが、この討議のまとめに役立てられている。良い事例も提案する改善策も、参加型職場環境改善が普及するようになった当初から、低コストで、すぐ実施可能なものに力点がおかれている。この討議結果を参考にした職場内の合意形成による改善計画の作成、その期限内の実施は、どの現場条件でも容易に進行する。

　このように、改善を実施していく視点が分かりやすく、取り組みやすくなっている点が、グッドプラクティス目標の参加型職場環境

改善が、業種を問わず多くの職場に普及してきた背景となっている。

参加型職場環境改善とPDCAサイクル

　参加型職場環境改善の手順が、多くの業種と職場でほぼ同じように取り組まれていることにも注目したい。取り上げやすい改善策を検討して、提案し、合意して、実施し報告するまでの手順は、リスクマネジメントで重視されるようになった一連の進行によく見合っている。**図28**から、この進行順序が、リスクマネジメントにおける"Plan"（計画）、"Do"（実行）、"Check"（見直し）、"Act"（継続改善）の各ステップによく合致することを確かめることができる。参加型職場環境改善では、現場条件に見合ったグッドプラクティスを具体的な目標にする点が、PDCA手順を採用しやすくしている。また、取り上げる改善策も低コスト策が中心で、比較的容易に実施まですすめることができるので、職場内で、その改善策実施と成果の共有までの、いわば「小さなPDCA手順」をとることになり、有効な成果を積み重ねていきやすい。同じ事業場に属する職場間で並行して参加型職場環境改善が行われるときには、この手順が事業場全体の統一したPDCA手順の実施に組み込みやすくなっている利点は大きい。

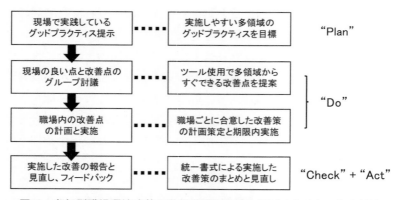

図28　参加型職場環境改善の進行手順の内容とPDCAサイクルとの対比

表36　参加型職場環境改善で例示としてよく用いられている低コスト改善例

技術領域	よく用いられている低コスト改善策の例
資材の保管・運搬と人の移動	• 分かりやすく区分され取り出しやすい保管棚を設ける • 取り扱う資材に見合った扱いやすい台車を用いる • 通路の両端に線を引き移動を妨げるものを取り除く
作業台・機器まわりと作業しやすさ	• 部品、工具を手の届きやすい場所・容器に配置する • 自然な姿勢で肘の高さで作業できるようにする • スイッチ、操作具がどの操作に対応するか表示する
作業に直接に影響する作業場環境	• 作業しやすい位置に照明具をおくか局所照明を用いる • 作業場所の温度が快適な範囲にあるよう調節する • 清潔でリフレッシュできる休憩場所を設ける
コミュニケーションとチームワーク	• 作業計画を話し合う短時間ミーティングを定期に開く • 個人別の作業スケジュール表を掲出する • 緊急時に分担し合う内容を定めた緊急時計画を作る

　表36に、参加型職場環境改善で多くの業種で低コスト改善策の例示によく用いられている改善例を示した。いずれも、実際に小規模事業場でも、医療、サービス業でも、また事務系の職場でも業種を問わずよく用いられている。保管棚、台車、肘高作業、区別しやすい表示など、日常の作業によく目にする例である。照明、温度などの作業場環境、休憩場所も同様に改善例が多い。打ち合わせミーティング、同僚のスケジュール表の掲出、緊急時計画などコミュニケーションとチームワークに関連した改善策も、取り上げやすいメンタルヘルス向上策、ストレス対策として最近いっそう重視されていて、改善例も多く報告されている。

　こうした例示から知られるように、広域のグッドプラクティスを目標にする取り組みは、現場条件で適用できる改善策を複数提案しやすくしていることにほかならない。

２．改善アクションに結びつく職場内のすすめ方

　このように多領域の改善アクションをとりやすくする段取りに力点をおくことで、それぞれの職場で参加型のすすめ方が容易に行えるように工夫されている。その良い例が、改善策の提案を行いやすくする短時間の職場検討会の開催である。取り上げやすい改善策を

提案しやすくするための改善事例集と提案式アクションチェックリストとを準備しておいたうえで、すぐの改善に結びつく職場討議を行う方式が定着しつつある。

　この方式は、職場内の討議を行う場の設定と、取り上げる改善策が、ともに短時間の検討に適したものになっているとすすめやすい。改善内容が広い技術領域にわたるようになり、現場条件に見合う改善策についての職場単位の合意形成を容易化する方式が重要である。

グッドプラクティスを目標にする職場検討会

　改善策を職場内で話し合う経緯は、参加型に限らず、通例の職場環境改善の進行に当たって行われるプロセスにほかならない。参加型の場合には、職場の労働者が改善提案を行って改善計画としてまとめやすくする経緯をとることになる。

　図29に参加型職場環境改善の趣旨に沿ったワークショップ形式の職場検討会を短時間で効果的に開催するすすめ方の例を示した。ワークショップの前段階で、当の職場条件で取り上げるグッドプラクティス事例の紹介資料と、それに見合っていて実施可能な改善策をリスト化したアクションチェックリストを準備しておく。こうした準備により、職場検討会は、その職場労働者がなるべく多く参加できる機会を選んで短時間で行える。通常、ワークショップ形式で開催され、少人数ずつのグループ討議で、すぐ実施できる改善を提案する雰囲気ができやすい。小規模事業場、医療職場、自治体職場な

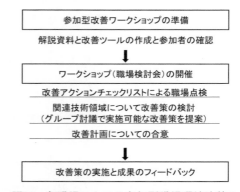

図29　各職場における参加型職場環境改善のすすめ方

どで行っている最近の経験では、60分程度で十分な討議を行うことができると知られている。

　同じ事業場内の職場ごとに並行して改善計画を立てる場合も、同時参加の各事業場で改善計画を立てる場合もあるが、各職場内で改善計画について合意されれば、あとは、改善を実施して、その報告を行うことになる。改善期限の設定、行った改善結果の報告は、それぞれの事情に応じて定められる。改善成果を一定の簡易な書式で報告するようにすると、改善が並行してすすめやすくなることが知られている。

広域グッドプラクティス「横展開」の利点

　参加型職場環境改善が作業負担、作業場環境から心理社会要因など広域にわたる職場環境条件を同時に取り上げていく利点が注目されている。広域にわたる討議ツールとして、良好事例の提示と対策指向アクションチェックリストの活用が特に役立っていることをすでに述べた。広域にわたることは、討議を行う労働者にとって、困難なことのようにみえるかもしれない。しかし、実は、広域に視野を広げることは、日常そうした作業負担、作業場環境要因、心理社会要因に対処しながら仕事をしている労働者にとっては、よく知っている職場状況を改めて見直すことに当たり、かえって理解しやすい。討議に当たって、選択肢が多くなるので、自分たちの職場に応用したい改善策を提案しやすくなる。広域を取り上げることは、すぐの改善策を検討しやすくする、参加型手順の利点の一つになっているのである。

　広域のグッドプラクティスを知って現状の職場への応用を検討することのもう一つ大事な利点は、同じような職場条件の実践例により、自職場にも採用する効果を適確に知ることができる点である。地域なり採用技術なりの条件が同じような産業現場で、ほぼ同じように技術進歩が図られていくのは、むしろ当然であるが、広域の職場環境条件についても、同じように「横展開」がすすみやすい状況

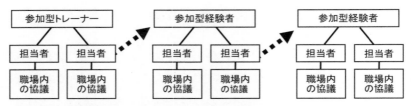

図30　参加型職場環境改善が対象職場間で「横展開」して取り組まれるように
なる模式図

があるとみることができる。

　図30に、参加型手順についてトレーニングを受けた職場の経験者
を通じて同種の他職場につぎつぎと「横展開」していく様子を示し
た。参加型の手法では、目標を立てやすく、すぐの改善策を提案し
やすいので、参加型職場環境改善の経験者を通じて、比較的容易に
同種の職場に波及しやすい。いつも熟達した参加型トレーナーが職
場ごとに手法を教え込む必要はなく、簡易な手順を経験した労働者
などがその手法を比較的容易に他の職場に伝えていくことができる。

　参加型職場環境改善は、当初は中小企業のさまざまな業種で応用
が広まり、農業、家内工業、建設現場でもその業種に見合った事例
とアクションチェックリストを利用することで同じような実際的な
改善の成果を挙げられるようになった経緯がある。その後も、医療
介護、清掃業、船員、サービス業、事務職場、自治体職場などに同
様の手法で応用されるようになってきた。業種別に事例集とアクシ
ョン指向のツールを準備することによって、図に示したような「横
展開」がそれぞれの業種で進行中である。

3．職場条件に見合った改善策をめざして

　参加型職場環境改善が行われているさまざまな業種からの改善結
果の報告は、職場内のグループ討議が短時間であれば取り組みやす
く、ねらいとする広域の改善が比較的容易に進行することを裏づけ
ている。それぞれの職場ですぐの改善に焦点をしぼり、少数提案し
ていくステップバイステップの進行が役立っている。

この職場討議のすすめ方では、その職場で応用できるグッドプラクティスを目標にするだけでなく、自職場の良い実例から話し合う点が共通している。改善アクション指向の、ポジティブな方向性を保って話し合うことが、実際的な改善提案を導くことになる。参加型改善では、現場の「悪い点」というネガティブな言い方を避けるようにしており、もっぱら「良い点」を認識することからそれを自職場にも広げていくポジティブな改善指向のすすめ方が、ごく自然に改善提案とその実施に結びついていく。

良い点３つ、改善点３つの対話効果

職場内で検討会などで改善策提案について話し合う際には、先にも述べたように、対象職場の「良い点３つ」と「改善点３つ」をグループ討議する。良い点３つ以内ほどに意見がまとまったら、次に改善点を３つ以内にしぼって協議する。良い点を先に討議する方式は、実際的な改善策に重きをおくすすめ方によく見合った方式として、広く採用されている。

この「良い点３つ」から先に話し合う方式は、話し合いの方向を達成可能な良い事例に合わせていく点で、大いに推奨できる。表37に、小規模事業場と自治体職場におけるグループ討議の例から、実際に「良い点３つ」、「改善点３つ」に挙げられる例をグループ別に示した。挙げられた諸点は、良い点についても、改善点に関しても広域にわたるが、低コスト改善に力点をおく方式が参加者によく理解されていることが、よく示されている。

この討議結果例から分かる点として、多彩な、広域にわたる低コスト改善策を自職場で確認したり、新たに提案したりすることが、決して難しい課題ではないことを指摘できる。どのグループも視点を広げて、仕事のしやすさ、良い作業場環境、チームワークのあり方など広域にわたって指摘する討議のすすめ方をよく保っている。「３つ」に限定して討議する方式は、参加型が普及するなかで、ごく自然に定着してきており、しかも、現在のリスクマネジメントの潮

表37　「良い点3つ」、「改善点3つ」を挙げるグループ討議結果の例

（小規模事業場の討議例から）

技術領域	良い点3つ	改善点3つ
グループA	・妨害物のない通路 ・包装部門で肘の高さで作業 ・各部門に休憩コーナーあり	・移動式の保管トロリーを使う ・検査部門に適した局所照明 ・化学物質の保管に多段ラック
グループB	・屈まずに利用できる手押しカート ・組み立て用の工具が届きやすい ・機械に局所排気装置を適切に使用	・資材の荷積みにリフターを導入 ・裁断機作業を安全な姿勢と位置で ・一部の機械ではっきりとした標識を
グループC	・整理されてラベル表示のある保管棚 ・自然光と照明を作業しやすく利用 ・大きく赤色の緊急スイッチ	・材料保持にもっと留め具を使う ・化学物質容器にぴったり合う蓋 ・救急箱をいくつか区域近くに

（自治体職場の討議例から）

技術領域	良い点3つ	改善点3つ
グループA	・妨害物のない通路 ・整理されてラベル表示のある保管棚 ・大きく分かりやすい配席図の作成	・書類マップを作成し、再分類 ・一斉ノー残業デーの順守と声かけ ・ミーティングを定期的に実施
グループB	・屈まずに利用できる手押しカート ・年間イベント表を作成しての協力体制 ・毎月業務計画表に休暇予定を追記	・化学物質の保管に多段ラック ・会議室を昼休みに自由スペース化 ・スケジュール表を作成、壁に掲示
グループC	・定期的に書類を整理、不要分を廃棄 ・昼休みと休憩時間の確保 ・床タイルの修復と定期的な清掃	・電気機器類使用法を明示し節電 ・窓にビニールシートを貼り防寒対策 ・有給休暇予定表掲出で取得を促進

流であるステップバイステップの進行によく適合している。

すぐ実施できる改善策をめざして

　参加型職場環境改善による具体的な改善事例を図31に示した。小規模事業場であるガラスリサイクル工場と「職場ドック」活動による自治体職場の報告例から応用例の多い例を取り上げた。現場条件での働きやすさに直結した改善策が応用されやすいことが確かめられよう。ともに、産業保健チームが参加型職場環境改善手順のトレーニングを行い、その後に職場内の討議を経て短期間に実施された例である。

　こうした事例は、その背景を含めて理解しやすく、参加型活動の成果としてフィードバックしやすいことも指摘できる。同種職場に

■ガラスリサイクル工場の職場環境改善の事例（東京都）

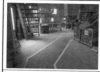 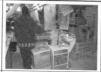

移動運搬用通路の区分	肘高作業の足台と部品	頭上に設置した照明	見やすい保護具置き場

■職場ドックで行われた自治体職場環境改善事例（北海道）

ミーティング卓の設置	スケジュール表の活用	休憩室の整備	相談しやすい座席配置

図31　参加型職場環境改善活動により実施された改善事例の写真

出典：吉川悦子，仲尾豊樹，毛利一平．広がる良好実践（グッド・プラクティス）(15)外国人労働者のための参加型アプローチによる職場環境改善．労働の科学．2012; 67(4):238-242. 吉川徹，小木和孝，編．メンタルヘルスに役立つ職場ドック．労働科学研究所．2015. を参照して作成

すぐ応用できる具体的な成果を、参加職場内でも事業場全体でも共有することが、次の段階の改善実施に結びつきやすいことを確認できる。

　多業種で参加型職場環境改善が応用しやすい利点を生かして、さらに多くの産業現場にその分かりやすい手順が普及し、業種の状況に応じて「横展開」していくことを期待したい。産業保健チームがその普及に果たす役割も大いに期待される。

参加型の健康職場づくり

XI　参加型職場環境改善を担保する職場の推進役

　参加型職場環境改善では、さまざまな現場条件に合わせて、柔軟な取り組みが行われる。職場ごとに、どういう改善策を取り上げるかを話し合い、期限内に実施していくことになるが、その際、職場ごとに推進役が指定されて、職場内の協力と話し合いを支えるすすめ方が普及している。この推進役は「ファシリテーター」に当たり、職場で通常の業務をしながらボランティアとして活動しており、どの業種でも大切な役割を果たしている。

　特に、職場ごとに自主的に活動する推進役の存在は、これからも広く注目されていくと思われる。職場の実情に合わせ柔軟に改善を支える推進役のあり方についての各地の経験は、一次予防に力点をおく産業保健活動の進展に大いに役立つとみたい。今までの経験をもとに、職場ごとの推進担当者の位置づけと役回りについて検討する。

1．参加型職場環境改善を支える推進役の役割

　労働者参加型の職場環境改善では、職場の仲間の一人が推進役として職場内の取り組みを支える方式がよいと知られるようになった。業種と地域、それぞれの職場の条件によって、推進役がどう関与するかは、多様に異なる。参加型職場環境改善が多くの業種に普及するに伴い、この推進担当者などと呼ばれている推進役の果たす役割が注目されている。

　こうした推進役の選ばれ方、職場内での話し合いと改善策検討への関与のしかたはさまざまであり、一様ではない。参加型職場環境改善はボトムアップの方式をとるので、推進役の働きかけは、いわば下支えの役回りになり、産業保健チームとの関係も多様である。段階的に、継続して行われていく職場環境改善のなかで推進役が担

う役割は、大いに参考になる。

推進役がいるとすすむ参加型職場環境改善の共通経験

　図32に、参加型職場環境改善を行う各職場から選ばれた推進担当者が支援していく場合に現在一般的になっている進行手順を示した。通常、同じ現場条件の職場における職場環境の良好事例の収集をもとに、よく用いられる改善事例をまとめた改善アクションチェックリストを含むマニュアルが、まず準備される。職場内でマニュアルを配布する前に、各職場から指名された推進担当者の研修が行われる。最近の例では、２時間内外の短時間研修がよいとされる。研修を受けた推進担当者が自職場でそのマニュアルを配布し、チェックシート記入を試みるよう同僚に働きかけることになる。その後に、職場検討会を開いて、職場の良い点と改善点を話し合う。それをもとに改善計画に合意していくのが通例である。

　図32に示したように、進行手順を解説したマニュアルと、その中の良好事例と改善策チェックシートが職場内で役立つ。このシートは、改善例をリスト化したアクションチェックリストに当たる。職場内の良い点、改善点を記入するグループワークシートもよく用いられる。

　こうした職場単位の話し合いは、その職場のなるべく多くの人が、１時間内外ほどの短時間話し合うかたちで、通例行われる。「職場検討会」などの呼び方をすることも、単に話し合いの場として設定されることもある。チェックシート記入結果を話し合って、良い

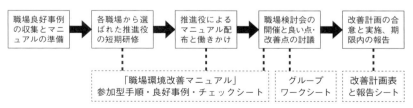

図32　各職場から選ばれた推進役が支える参加型職場環境改善の進行手順

点３つと改善点３つにまとめることが、よく行われる進行例になる。メンタルヘルスのために普及してきた「職場ドック」活動では、こうした話し合いをもとに、その職場で行う改善策について１つ以上３つぐらいまでに合意し、期限内に実施する進行をとる。

　図33に、推進役の支援で開催されるグループ討議の状況と討議結果の例を示した。H自治体の地域別に行われた職場ドック推進担当者研修の２例と、グループ討議の結果である良い点３つと改善点３つの記入例である。通常、少人数のグループに分かれてテーブルを囲み、チェックシート記入結果、ふだん感じている心理社会面を含めた感想などを述べ、現状での良い点、改善点を話し合う。職場内の多くの人が通常業務をはなれて話し合う場となるので、１時間ほどの短時間で行われることが多い。話し合いには、業務の円滑な進行についての話題も、職場内の心理社会的な環境を含めての話題も含まれ、自由な感想と意見の交換が行われる。そうしたボトムアップの雰囲気が大事となることは、よく理解できる。

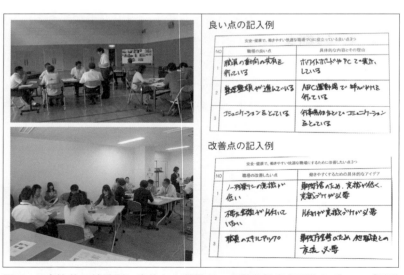

図33　H自治体の地域別に実施した職場ドック推進担当者研修とグループ討議結果の例

すぐの改善のための職場検討会を支える推進役の役割

　参加型職場環境改善の手順が職場ごとの条件に合わせて取り組みやすく整備されてきたことを背景に、職場ごとに支援する推進役の役割が重要なことも、広く知られるようになった。その支援内容は、さまざまであるが、職場内の改善策の話し合いを推進する点では共通するので、多くの業種で同じような役割になることが分かる。

　そうした推進担当者の役割を、最近の多くの業種の経験から、**表38**にまとめた。参加型職場環境改善の場合、方針の確認から、改善提案、合意形成と実施、成果のフィードバックまで、参加者がその経緯を見通せるように分かりやすく進行していくことが重要である。推進担当者は、この進行経過に沿って、いわば目立たないかたちで支援する役割になる。その見通し良い支援に役立っているのが、マニュアルの存在、チェックシートの活用、簡単な計画と報告の書式を含めての一連のツールの存在であることが、よく分かる。一連の簡明なツールの利用を支えるかたちで改善のすすめ方の理解を助け、職場の雰囲気に見合う良い点と改善点の話し合いが進行するように仲間として支えていくのが、共通した役割になる。この役割は、すぐできる改善策の実施に向けて、日常の職場の風土に少しプラスするかたちで助力することに要約されるので、推進役の介在が柔軟に受け入れられていることになる。

表38　職場内で推進役が担う、参加型職場環境改善を支えるための役割

職場内の改善進行手順	推進役の役割
参加型で改善する方針の確認	参加職場で並行して行う改善への合意形成を支える
改善マニュアルの配布と活用開始	職場内の仲間による理解とチェックシート利用を促す
職場検討会（グループ討議）の実施	チェックシート結果から良い点・改善点をまとめるよう支える
すぐ行う改善計画についての合意	すぐ実施できる改善に合意し、計画表にまとめるよう促す
改善の実施と期限内の報告書提出	期限内に改善を実施し、報告書を提出するよう支える
改善成果のフィードバック	成果のフィードバックに助力し、継続実施へと支援する

2．推進役により容易化する職場内の改善対話

　推進役の介在により、職場内の改善策についての対話が行われや
すくなることが、これまでの参加型職場環境改善の共通経験であ
る。その推進担当者向けの研修を短期間で行って、支援の内容が推
進担当者によく理解されるようになったと報告されている。職場ご
とに行う改善策の検討・実施の手順が分かりやすく、推進担当者が
行う支援内容も簡明であることが大いに役立っている。

　したがって、参加型改善が、いくつもの職場で並行して取り組み
やすくなって「横展開」してきた背景として、推進担当者を対象に
した研修内容が推進担当者の役割を「容易化」する内容にまとめら
れるようになってきたことが挙げられよう。

推進担当者研修と職場検討会の手順が同じであることの利点

　推進担当者によるこの柔軟な役割を支えているのが、どこでも行
われるようになった推進担当者研修会の分かりやすい内容である。
この研修会の開催法は、業種と地域により、またその職場の日常の
運営方針により多彩であるが、その研修内容については分かりやす
くまとめられるようになった。この推進担当者研修のトレーナー役
は、参加型職場環境改善の経験者が受け持ち、産業保健職も参画す
る。職場内の合意形成を支える役割ゆえに、推進担当者の研修内容

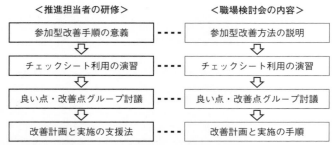

図34　推進担当者研修とその推進担当者が支える各職場検討会とに共通した手順

は、職場内の話し合いの良い事例である短時間の職場検討会と同じ
進行をとるようになった。

　図34に示すように、推進担当者研修会の進行手順と、その推進担
当者が支える職場検討会などの進行手順とが共通していると、研修
内容が分かりやすく推進担当者に伝わると理解されるようになって
きた。チェックシート利用、グループ討議、改善実施から報告まで、
その具体的なすすめ方の短期研修を推進担当者が受けておくことが
重要だと分かる。

職場ごとの条件に適したグッドプラクティス横展開を支える

　参加型職場環境改善を経年継続している事例では、業種によって
は推進役が推進リーダーと呼ばれることもあるが、実際は、仲間を
指導してリードするというよりは、職場内の改善手順がごく自然に
進行するように、いわば横から支える役回りを柔軟に行うことにな
る。このように現場条件に即した「横から」の支援を行うことで、
職場ごとの条件に見合いながら、当の職場でできるグッドプラクティ
スを促して「横展開」しやすいという構図になる。

　参加型職場環境改善では、作業負担、作業場環境から心理社会要
因など広域にわたる職場条件を広く取り上げていくすすめ方をする
と、改善点が見つけやすく、推進担当者が行う支援にも取り組みや
すい利点があることは、すでに指摘したとおりである。広く職場条
件を取り上げることにより、職場ごとに目標を立てやすくなるの
で、推進担当者の柔軟な活動により、参加職場の条件がさまざまで
あっても取り組みやすくなる。推進担当者の存在により、アクショ
ン指向の対話ツールの活用と相まって、「横展開」が容易化されてい
ると認められる。

３．ボランティア推進役ですすむ参加型改善の国際普及

　参加型職場環境改善を支える推進担当者向けの研修が現場条件に
見合った改善策の実施を目標に簡素化していることは、今の国際的

な動向になっている。とりわけ、小規模事業場、農業、建設業、漁業、医療介護、化学物質対策、過重労働を含むストレス対策など、幅広い業種で普及している。多くの場合、短期研修を受けた推進役が改善活動を多様に支えている。

　こうした参加型職場環境改善の国際普及に力を入れている国際労働機関（ILO）の活動報告によると、推進役による柔軟で分かりやすい改善のすすめ方が、多くの国で受け入れられている。こうした進展により、参加型職場環境改善が一次予防中心の産業保健活動に役立っている。

ボランティア推進役方式で国際普及がすすんだ背景

　参加型職場環境改善は、包括的な労働条件改善に力点をおく国際基準の進展を背景に、ILOの国際協力活動にも支えられて、国際的に普及してきた。とりわけ、1990年代以降の小規模事業場の労働改善のためのワイズ方式、農業のウィンド方式などの普及に伴って、アジア諸国をはじめ多くの国で国策として取り組まれるようになった。今世紀になって以降、働きやすい労働条件をめざす現場改善、職務ストレス対策が国際的に共通の関心事になり、労働安全衛生マネジメントシステムの国際的進展もあって、普及がすすんだ。

　この国際的な進展のなかで、職場内にボランティア推進役をおいて参加型職場環境改善をすすめる方式が共通して効果を挙げている点に注目したい。それぞれの現場条件に合わせて、広い視野で職場環境改善を行う際に、推進担当者研修を含めた取り組みが効果的なことが、こうした国際普及の背景として指摘できる。現場条件ですぐ実施できる労働改善策の提案・実施をアクションチェックリスト活用で容易化する参加型手順のこうした普及に、その手順を支えられる推進担当者の介在が大いに役立ってきたことは、これからの一次予防の普及にとって重要な教訓になる。

　一次予防策に力点をおく参加型職場環境改善が推進担当者の支援で容易化する一例として、表39に、メンタルヘルス促進のための職

表39　推進担当者と職場内の仲間が共通して使う職場ドックチェックシートの
　　　内容例

改善領域	改善アクション	この改善が必要ですか
情報の共有	1．業務の進行について職員が参加するミーティングを定期的に開催します	□いいえ □はい → 優先
	2．業務のすすめ方や偏らない業務配分など、話し合いで決めるようにします	□いいえ □はい → 優先
	3．スケジュール表や掲示板を利用し、全員に必要情報が伝わるようにします	□いいえ □はい → 優先
勤務時間制	4．繁忙期やピーク時に備え、人員の見直しや業務の調整をするようにします	□いいえ □はい → 優先
	5．ノー残業デーなどの活用により残業時間を減らします	□いいえ □はい → 優先
	6．十分な休憩時間が確保できるようにします	□いいえ □はい → 優先
	7．休日と休暇が確保できるよう、計画的にとれるようにします	□いいえ □はい → 優先
仕事のしやすさ	8．各自の作業スペース、作業姿勢等を見直して仕事をしやすくします	□いいえ □はい → 優先
	9．職場全体の机、書架等のレイアウトや動線を見直し、仕事をしやすくします	□いいえ □はい → 優先
	10．書類や物品等の保管法を見直し、必要なときにすぐ取り出せるようにします	□いいえ □はい → 優先
	11．職員がストレスなく安心して仕事ができるよう、ミスや事故を防ぐための工夫をします	□いいえ □はい → 優先
作業場環境	12．照明環境、空調、音環境などを整え、職員・利用者に快適なものにします	□いいえ □はい → 優先
	13．快適で衛生的なトイレ、更衣室とくつろげる休養室を確保します	□いいえ □はい → 優先
	14．災害発生や火災などの緊急時に対応できるよう通路を確保するなど、日頃から環境整頓を行います	□いいえ □はい → 優先
職場内の相互支援	15．必要なときに上司に相談でき、支援を得られる職場環境を整備します	□いいえ □はい → 優先
	16．同僚に相談でき、コミュニケーションがとりやすい環境を整えます	□いいえ □はい → 優先
	17．職員同士が支え合い、助け合う雰囲気が生まれるよう、懇親や勉強会の機会など相互支援を推進します	□いいえ □はい → 優先
安心できるしくみ	18．自己の健康管理について学ぶ機会を設けます	□いいえ □はい → 優先
	19．業務に必要な研修やスキルアップの機会を確保します	□いいえ □はい → 優先
	20．救急措置や緊急時の手順を全員が理解できるようにします	□いいえ □はい → 優先
	21．障がいのある人も安心して働けるよう、環境を整備します	□いいえ □はい → 優先
追加項目	上記以外で提案があれば加えてください	□いいえ □はい → 優先

場ドック活動の容易化ツールとして役立っているチェックシート例を示した。2013年以降の10年計画で職場ドック活動に取り組んでいるH自治体で使われており、改善アクションの提案用に6領域の改善策リストとして、毎年、一部改正しながら用いられている。推進担当者は、全員配布の職場ドックマニュアルの中にあるこのチェックシートの使い方の研修を行い、その利用を仲間に呼びかけ、職場検討会の討議に活用して、改善計画と実施を働きかける。チェックシートが示すように、すぐ提案できる改善に着目するので、実施から成果のフォローまで取り組みやすい例示になっている。

　例えば、職場検討会に参加する職場の仲間は、このチェックシートを記入してみて、「はい」と答える項目から改善点として提案できる改善策を考えることができ、類似の提案も考えやすい。「いいえ」と答える項目は、すでに行われている改善に対応するので、職場ですでに行われている良い点を指摘するときに参考にできる。「はい」と答えた項目の中で「優先」とした項目から、特に推奨したい改善策を提案しやすくなる。このチェックシートでは、項目の追加も自由であり、挙げられている項目も広い領域にわたるので、関心の高いメンタルヘルスに役立ちそうな改善策を選んで提案しやすくなってもいる。

　こうした提案容易化ツールの利用と、研修を受けた推進担当者による支援との組み合わせが、職場内の仲間による改善策の提案と実施を容易化する、良い組み合わせになっていることが理解できよう。

推進担当者が支える一次予防取り組みのこれから

　参加型職場環境改善の普及に、推進担当者の介在が大いに役立つことを、改めて指摘しておきたい。推進担当者研修とそれを背景にした職場検討会を通しての実際的な改善の進行経験は、産業現場での一次予防のすすめ方に大いに参考になる。推進役が職場内の一種のボランティア活動として参加型職場環境改善活動を支えていくことに期待したい。

表40　推進担当者短期研修によって職場の仲間が行う参加型手順が容易化する
　　　理由

ポジティブな取り組み	・現場条件で達成できる良好実践例を実施可能な目標にする ・問題指摘でなく、すぐできる小さい問題解決策を直接取り上げる
幅広い改善視点	・健康に働くための多要因に目配りするので、その中から現場条件に合った改善策をみつけやすい ・低コスト策提案用のチェックシートにより提案しやすい
成果の「見える化」	・すぐ行える提案から報告までの手順がシンプルで従いやすい ・グループ意見をもとに合意形成するので成果を共有できる

　表40に、推進担当者の短期研修によって、同じ職場の仲間が行う参加型手順が容易化する根拠をまとめてみた。問題解決指向のポジティブな取り組み方、幅広い改善視点、成果が「見える化」しやすいすすめ方の、３点を挙げることができる。第１の問題解決指向の取り組み方は、職場条件での良好実践例をもとに、すぐ実施できる改善策を目標にすることで促進できる。第２の広い視点は、多要因を同時に取り上げる視点を保つチェックシートを活用し、すぐの改善策提案を支援することで確保できる。そして、第３の成果の「見える化」は、提案・実施しやすい手順とすぐの成果の共有しやすさとで担保しやすくなっている。

　このように、推進担当者が比較的容易に参加型職場環境改善の進行を支えていける手順を採用することで具体的な成果が得られていく事実は、一次予防に力点をおく産業保健の取り組みに役立つ。その推進担当者の取り組みは、一次予防活動の普及に、良い示唆となる。職場の仲間である推進担当者の介在で、継続的な職場環境改善活動を容易化する過程に注目していきたい。

　多業種で参加型職場環境改善が応用しやすい利点を生かして、さらに多くの産業現場にその分かりやすい手順が普及し、業種の状況に応じて「横展開」していくことが期待される。産業保健チームがその普及に果たす役割にも大いに注目していく必要がある。

◆ XII 健康職場グッドプラクティスを交流する

　健康に安全に働く職場環境の整備に、国際的に共通した取り組みが効果的と知られるようになった。この取り組みは、現地条件で実施可能なグッドプラクティス普及を目標に一次予防に力点をおいて労使で取り組む点で、継続的な改善に結びつく。広域のリスク低減を現地条件に合わせて段階的に実施していく、予防プロセス重視の進行をとる点で、国際的に波及してきた自主対応リスクマネジメントの職場応用として広く受け入れられている。

　こうした包括的リスク予防の国際標準を反映した一次予防中心のすすめ方は、国内各業種の産業保健活動を見直して、労働関連健康障害予防の取り組みをどうサポートしていくかに大いに参考となる。日本学術会議の「労働雇用環境と働く人の生活・健康・安全委員会」による2010年提言が過重労働、有害環境、メンタルヘルスについての中小企業と非正規労働を含めた職場レベルでの改善進展を推進する制度を目標に掲げ、健康診断・事後措置の比重の大きい体系を見直して労使による予防を支える体制の整備が緊要と進言した。それ以降、この一次予防中心の体制をとるための産業保健活動の組み換えが、改めて注目を浴びている。国際動向に照らして、国内の職場ごとの一次予防取り組みへのサポート策の構築が、今急務となっており、その方向で成果を挙げている実践の交流がすすんでいる。

1．広域リスク予防に効果的な職場グッドプラクティス

　広域リスク予防の目標となるグッドプラクティスは、各業種、現場条件で健康に働くことのできる職場環境を整備する活動に当たる。このグッドプラクティスは、単に有意義なリスクを低減する個別の措置というよりは、現場条件で効果的な健康リスク低減のため

の改善を重ねていくために職場の対話を通じて合意した改善策を実施していくプロセスに当たる。このことは、職場の健康と安全の向上に労使協力による自主対応で取り組む「プロセス」を重視するようになった国際標準、国際動向を反映していることになる。

　この国際的に共通した視点からみて、効果的な職場グッドプラクティスは、やはり、職場内で日常行っている改善のための実施手順が適切な労使参加と対話のプロセスを組み込んで行われている場合に当たる。このグッドプラクティスは、実施手順についての分かりやすさ、労使の参加のしくみ、その改善策提案と合意形成の実りあるすすめ方のことを指している。

国際動向に見合った職場予防アクションのすすめ方

　図35に、今の国際動向に見合った職場環境改善の取り組みプロセスをまとめて示した。包括的な一次予防の取り組みを職場条件に適したかたちですすめていく手順が重視される。その起点として、職場条件に応じての広域リスクを対象にした一次予防策を取り上げるには、職場内の労使が積極的に職場条件の検討に参加し、改善策を提案し、対話を通じて合意していく手順が大切となる。そうした職場内の検討と合意形成の手順がシンプルで、予防アクションを提案

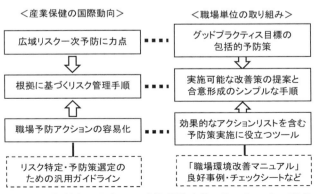

図35　国際動向に見合った職場環境改善の取り組み方の現状

しやすく合意しやすくなっていることを重視していることが、よく理解できる。

　日本と同じように毎年行われていた一般健康診断を2年に1度に改め、一次予防に重点を移したフランスの産業保健改革によっても、予防中心プロセスの利点が確かめられている。

　こうした一次予防中心のすすめ方に役立つのが、同業種職場のリスクの特定と予防策選定のためのグッドプラクティス事例と、リスク対策の必要性を解説するガイドライン類の提供である。参加型職場環境改善で有効と確かめられている改善マニュアルや、国際的にも効果的と認められる「リスクアセスメントのためのファイブ・ステップス」手順書などは、この趣旨に沿って編集され、活用がすんでいる。

汎用性ある「ファイブ・ステップス」手順に学ぶ

　英国安全衛生庁（HSE）が、多年にわたり推奨してきた職場リスクアセスメント用「ファイブ・ステップス」を、最近は産業ストレスリスクマネジメントに効果的な手法として、応用範囲を大きく広げている。当初、軽工業の小規模職場で有効な手法として提案された「ファイブ・ステップス」が、多くの国々で緊要課題とされるようになった産業ストレス予防にどの職場でも有効活用できると進言していることに注目したい。

　図36は、この産業ストレスリスク対応の「ファイブ・ステップス」の構成とすすめ方を解説したステップ図である。ここに示されているように、当初、軽工業の小規模職場で役立つとみられていたこの分かりやすいステップ群が、そのまま産業ストレス予防にどの職場でも役立つはずだと認められるようになったことが、今の健康職場づくりのすすめ方の進展をよく示していると受け止めたい。ともすれば、健康診断結果やストレスの訴えから高ストレスかどうかをみて対策の必要性をまず判断しようとする体制が国内では課題に組み込まれているが、国際的には、分かりやすい問題解決型の方向づけ

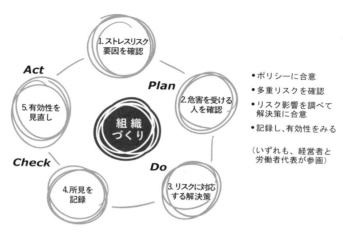

図36　英国安全衛生庁（HSE）の推奨する汎用性ある産業ストレス
　　　リスクマネジメントのための「ファイブ・ステップス」手順

出典：Health and Safety Executive. How to tackle work-related stress: A guide
for employers on making the Management Standards work. web-friendly
version of leaflet INDG430. Health and Safety Executive. 2009.（p.2,
Figure 1）

が普及してきた。**図36**が示すように、職場に働く人々、それを支え
るグッドプラクティス知見、産業保健チームの助言をもとに、「ファ
イブ・ステップス」の核となる有意義リスクの確認、対象業務の特
定、必要な改善策の提案と合意へと進む、職場内の主体的な取り組
みで改善策実施にいたる簡明な手順が、今の国際動向における基本
的な考え方である。そうした手順が、リスクマネジメントの効果的
なすすめ方であるPDCA手順によく見合っていることから、その合
理性、有効性をみてとることができる。

２．グッドプラクティスを目標に取り組むステップの容易化

　このように、職場ごとの実態に応じた有意義リスクの確認、必要
予防措置の提案と合意の分かりやすく、取り組みやすい「ステップ
のとり方」が国際動向のかなめになっているとみることができる。
この趣旨のグッドプラクティスを目標にした現場手順の有効性は、

最近の多くのグッドプラクティス報告事例、その表彰過程や交流内容から、確かめることができる。

このようにグッドプラクティスの多くの職場への「横展開」を図っていくには、職場の条件に応じたさまざまな予防措置が求められる。リスク要因自体にも、その職場内の予防措置にも、また健康低下なり災害発生なりにいたる過程への対応にも、多様な予防措置が実際上も講じられていく。単にリスクの度合いを評価して、対抗措置をとる、あるいは、リスクの影響を受けた個々人に手当てするといった要因別対策をとるというよりは、もっと多層にわたる予防措置を、しかも多重のリスク影響をふまえながら行っていく改善の積み重ねがどの職場にも求められる。この意味の実践的な職場内の対話と検討過程、その交流がぜひ必要となる。

職場リスクの確認から対策実施までの実施しやすい各ステップ

表41に、上述の英国安全衛生庁（HSE）が実際的な標準マネジメントを用いたリスクアセスメントの5つのステップの内容として提示している表を示した。その内容をみると、それぞれのステップが分かりやすいと同時に、それぞれのステップ内容が、きちんと現状でのアセスメント水準に見合った手順をとれるようなサポート手段を示していることがわかる。一言でいうと、それぞれのステップで現状でとられているグッドプラクティス並みの実践水準を保てるように、労使もサポートチーム側も努めていくように配慮されている。

例えば、リスクの確認では、同じ業種で行われている標準マネジメントとその実践方式に沿うべきことがまず求められる。リスク予防策のとり方では、その予防課題に適した解決策の提案と実施に、現状で知られている適合策をとるように労使で事例や知見を共有しながら提案し決めていけるように配慮されている。その見直し過程に当たっても、まず実施した予防アクションを記録するというどの職場でも容易に行える手順をもとに、その進行をモニターし、次のさらなる改善につなげていくように配慮されている。

表41　英国安全衛生庁（HSE）による標準マネジメントを用いた
リスクアセスメントのための５つのステップ内容

リスクアセスメントを始める前に事業者は…	・ストレス対策に取り組む方針を確立する ・管理監督者の関与を確保する ・労働者とその代表が関与することを保証する
ステップ１ リスクの確認	・標準マネジメントを参照してリスクを同定する ・同業種のグッドプラクティスを参照する
ステップ２ 影響を受ける労働者の特定	・現存のデータを用いて課題の範囲を特定する ・HSE が提供するツールなどを活用する
ステップ３ リスクの見積もりと対策の実行	1）課題と解決策の関連づけ 　・フォーカスグループ（ワーキンググループ）の運営 　・解決策の提案 2）課題と解決策の共有 　・経営陣および労働者とその代表と共有 　・可能な解決策の実施 　・対策対象から漏れた事項でも懸念する労働者をケア
ステップ４ 成果の記録	・実施したアクションを記録する ・アクションプランの作成につなげる
ステップ５ 監視と見直し	・アクションプランの進行をモニターする ・効果を見直して、アクションを継続する

出典：Health and Safety Executive. Five Steps to Risk Assessment. web-friendly version of leaflet INDG163(rev3). revised 06/2011. Health and Safety Executive. 2011. を参照して作成

一次予防策実施を容易化するサポートのあり方

　こうした柔軟で、現場条件に適したリスクマネジメント手順の応用には、職場内のリスク要因群、その健康と安全への影響、組織的な取り組みの反省点などを常にフィードバックしていける柔軟で参加型の取り組みが欠かせない。それには、単に、所定のリスクにはこうした予防措置が必要といった、リスクとその影響度合いの判定だけではなく、職場内の労使参加による包括的な予防責任体制をもとに多彩な改善手順が進行するようにしていく、職場内の対話と点検・合意形成を行いやすくするサポートが大事になる。

　そうした柔軟で多重に支え合う職場内のリスク予防のすすめ方をよく示すのが、**図37**に示したような健康リスク要因と予防措置の両方向関係である。つまり、健康影響のかかり方は、単に個々人へのリスク要因の程度によるその健康影響といった一方向関係で決まるのではない。リスク要因と同時にその組織的、社会的影響が組み合

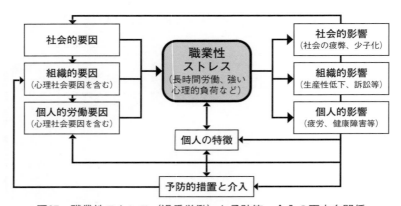

図37 職業性ストレス（過重労働）と予防策・介入の両方向関係
出典：吉川徹. 過労死・過労自殺の労働災害の実態と包括的予防対策. 日本精神科病院協会雑
　　　誌. 2018; 37（6）:586-593. を参照して作成

わさって職場内で反映され、それにより各段階の状況に応じて調整
される予防措置が取り上げられていく。リスク要因に対してだけで
なく、健康影響と組織的影響などにそれぞれ応じた多層の予防措置
と介入がとられていく両方向のリスク影響・予防措置関係が成立し
ている。それだからこそ、職場内の労使参加と多層措置が「前向き」
に行われていくよう支えることができる。この多層のリスク影響確
認と柔軟な参加型一次予防措置とを支える産業保健チームの役割が
求められているわけである。

3．国際動向として共通する一次予防中心の取り組みへの期待

　このように、すでに前世紀からの国際標準の進展に触発された参
加型の職場環境改善を支える、一次予防中心の簡明なステップをど
う普及していくかが、今の産業保健の中心的な課題になっている。
そうした予防に力点をおく改善のすすめ方、サポート提供の手法
も、今の国際的な動向に学ぶことができる。産業保健チームの一次
予防サポートの役回りのヒントは、最近の国際動向の報告からも、
また本書で取り上げてきた多くの先進事例からも見て取ることがで
きる。本書で取り上げたグッドプラクティスの事例は、特に参考に

なる。参加型職場環境改善、推進役の介在する多領域改善、シンプルな手順とツール提供に象徴される産業保健チームのサポートの有効性にも学ぶことができる。

多層にわたる予防措置によるリスク低減の効果的なすすめ方

表42に、一次予防策実施を推進する改善活動に共通している効果的な取り組みの知見をまとめてみた。こうした取り組みの好事例は、本書で紹介してきたように、基本的に労使参加の取り組みであり、またグッドプラクティス普及アプローチを具体化した特徴を持つ。特に重要なのが、現場条件でそうした取り組みを容易化するサポート用ツールである。この視点を生かすことで、産業保健チームの役割も、見て取りやすい。

こうした効果的なすすめ方は、国際基準の進展をよく反映していることに、改めて気づかされる。むしろ、良い一次予防プラクティスが波及していくことにより、職場実態に応じてすぐ実施できるステップの有効性が各国で認められてきて、それが国際基準の現代化を促したとみることができる。包括的予防措置の労使参加による実践が、産業現場のグッドプラクティスに当たると理解されるようになっている。そして、業種と地域にかかわらず共通して重視されてきたのが、そのグッドプラクティスの「見える化」、改善策提案ツー

表42　一次予防策実施を推進する職場環境改善活動に共通した効果的なすすめ方

視　点	共通する効果的なすすめ方
国際基準からみて	・包括的な予防方針に基づく広域にわたるリスクの取り上げ ・労働者参加を確保しての予防策実施による継続的改善
職場ごとに 取り組むには	・同業種のグッドプラクティスを具体的な目標にする職場内の対話 ・実施可能案に合意し実施するステップバイステップのすすめ方
現場条件で 有効なサポートに	・その業種のグッドプラクティスを目標として明示する ・改善策提案を容易化する対策指向の現場向きツールを活用する ・対話用グループワークシート、改善計画・報告シートを提供する
産業保健チームの 役割は	・一次予防に有効なグッドプラクティス目標の明確化 ・簡明な手順による改善アクションの提案・実施の容易化 ・小さな改善の促進を視野に入れた段階的改善の継続

ルの活用、グループ対話促進策の良い組み合わせである。本書で参加型の広域職場環境改善手順とツール活用法を特に取り上げてきたのは、多くの職場に共通して効果的なすすめ方、実践的ステップのとり方のすぐれた教訓を背景にしている。

一次予防に力点をおく健康職場づくりの必要十分条件

　国際動向にみる、実践的で効果的な健康職場づくりの手順から、これからの労使による産業保健のすすめ方、それを横から支える産業保健チームのあり方に多くを学ぶことができる。この視点で、一次予防に力点をおく健康職場づくりの必要十分条件を、**図38**にまとめた。国際基準にみる基本の取り組み方、グッドプラクティスを目標とするアプローチに共通した手順とサポート策が、これらの必要十分条件の良い根拠となっている。

　とりわけ重要な視点が、国際基準に基づく包括的予防の取り組みとそれを支える労使参加の確保である。小規模職場の経験に根ざした参加型職場環境改善、あるいは「ファイブ・ステップス」の教訓から学べるように、シンプルで取り組みやすい広域改善手順とその継続実施を支え容易化する現場ツールの活用に、特に注目していきたい。産業保健チームのサポートがその視点を保って一次予防中心

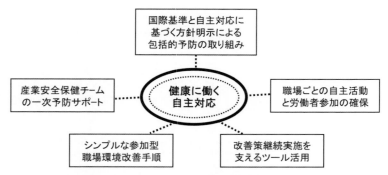

図38　一次予防に力点をおいた健康に働く職場環境づくりの取り組みの
　　　必要十分要件

にまとまることが、何よりも望まれる。

　ここで挙げた条件は、実際は、いずれも多業種で参加型手法をもとに応用しやすい利点があることを指摘しておきたい。さらに多くの産業現場にその応用しやすい手順が普及し、「横展開」していくとみることができる。そうしたポジティブな経験の交流が果たす役割は大きい。その進展を容易化し支える産業保健チームのすぐれた役割に、効果的な健康職場づくりが普及していく際の「てこ作用」を期待したい。

XⅢ　現場主導の予防に注力した新型コロナウイルス感染症対策

　2020年代になって、アジア地域をはじめ多くの国々で取り組まれた新型コロナウイルス感染症対策は、労使参加による職場環境改善の進展における貴重な共通体験となった。職場ごとに労使が協力してすぐに取り組める包括的予防策を実施するというすすめ方が、多くの国々で同じように波及した。共通する安全健康リスクに対処するうえで、多要因に目配りして現場ごとにすぐの合意形成にいたることが大事であることを体得する、貴重な国際共通経験だった。

　多くの国や業種から報告された、共通して効果的な感染予防活動の進展は、有効な複合予防策に職場ごとにすぐに合意して取り組むことの意義が広く確認された点で注目される。

　この共通体験から読み取ることができる大切な教訓として、3点を挙げることができる。まず第1に、職場でできる感染予防策に取り組むに当たり、どの職場でも、すでに多数の職場で取り組んでいて有効と確かめられている実践策を幅広く取り上げようと努めた点が挙げられる。第2に、自職場の条件のもとですぐに実行できる複数対策を労使できちんと対話により合意していく体制を、ほとんどの職場で組むことができた点である。この職場単位の合意がすぐに行われていったことが大切な共通体験となった。そして第3には、それぞれの職場で効果的に取り組める予防策の提案に当たって、感染一次予防策を取り上げていく予防策提案用の対策案リストないし事例リストが広く用いられたことが挙げられる。

　この3点に集約できる職場レベルの感染予防経験は、いずれも、国際的に普及してきた参加型の職場リスク予防活動で重視してきたことと共通する。職場ごとに包括的リスク低減策のすぐの実施への合意形成をめざして幅広く一次予防策に取り組むうえで大切な、こうした共通経験の波及状況を整理して、今後に生かしていくことが

大切である。

１．幅広く一次予防策を取り上げる視点の確立

　新型コロナウイルス感染症対策では、職場に働くすべての人に対する感染予防策が、どの職場でも急務だった。感染予防に有効とされる対策として、相互のフィジカル・ディスタンスの確保、手洗いの励行、マスク着用、換気などの複合対策が必要とされ、どの職場でも幅広く予防策を励行するようになった。通常の有害環境対策でも同様の複合対策が必要なことは当然広く知られていたが、新型コロナウイルス感染症に対してはさらに綿密な対策に職場の全員が取り組む必要があり、こうした幅広い一次予防策が、業種を問わず、それぞれの国で、また各地域でも、ほぼ確実に採用されていった。この点は、感染者が実際に検出された場合の自宅待機などの予防策やコミュニケーションのとり方に共通して取り組んでいったことにも表れていた。

　複合対策をとる必要のある感染リスクに対しては、職場においては従事する労働者の健康状態の把握と個別の対応も大切な予防方針となるが、そうした二次予防・三次予防策にまず注力するのではなく、科学的見地から予測した複合的な感染リスク低減策に優先して取り組んでいくことにどの職場も努めた点が、貴重な共通経験となった。

　この幅広く実施されていった感染予防策を**表43**にまとめた。これらの感染予防策の実例は、多くの場合、きちんと報告され、それぞれの地域や業種での全職場を挙げての取り組みに活用されたことも、よく知られている。

「見える化」による複合予防策の普及

　注目されるのは、どの国、どの業種でも、こうした緊急の複合リスク低減策をそれぞれの職場で確立する際に、**図39**に示すように、感染リスク予防の実績のある良好事例を写真や視察報告で習得する

表43　幅広く取り組まれた新型コロナウイルス感染症対策の実例

必要な予防域	主な具体策
職場スペース内の予防策	作業時・休憩時の身体的距離の確保、通路の一方通行、透明アクリル板使用、グループに分けた作業時間調節、テレワーク推進、グループ・担当別の教育
衛生手段の実施	手洗い場所の確保、正しい手洗い法、マスクの正しい着用、多くの人が触れる場所の消毒、換気
症状の自己チェック	自己チェックと報告、有症状者自宅待機、コミュニケーション、雇用確保
包括的リスクアセスメントと協力体制	密接しやすい作業域・時間帯対策、労使協力による予防実施と改善案

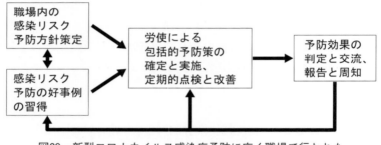

図39　新型コロナウイルス感染症予防に広く職場で行われたリスク低減のための手順

　方法が行われていた点である。良好事例に当たるイラストも広く用いられた。

　この複合リスク対策良好事例の活用が感染リスク予防の場合に例外なしに広く普及していったのは、包括的感染予防策の「見える化」が新型ウイルス感染症の場合に役立つとの経験が国際的にも各国内でもすばやく共有されていったからである。「見える化」しやすいという特性によりこの複合予防策が効果的な職場対策として普及していったことは、2020年から2023年にわたる３年余における感染予防策普及の大きな特徴である。有効な予防策の「見える化」が持つ利点を共有体験できたことは、特筆に値する。

　これらの幅広い一次予防策をどの職場でも取り上げていくには、それぞれの現場条件に見合ったリスクアセスメントと有効策実施を見届けていく包括的なリスクマネジメントが重要であり、そうした包括的な予防策実施が、中小企業を広く巻き込んで、どの地域でも、どの業種でも進行したことに注目したい。

２．職場内の対話によりすぐに複合予防策実施に合意する手順の普及

　新型コロナウイルス感染症予防策に取り組む体制が職場ごとに短期間のうちにとられていった点が、第２の国際共通体験だった。重篤例を含む感染者が多くの国で報告され、どの職場でも同じように有効な予防策を緊急に普及させる必要が認められたからである。それも、従事労働者の健康状況の判定のための健康診査等の二次・三次予防に目配りしながらもそれだけを優先させることなく、まず大事な一次予防に注力する取り組みが波及していったのである。

　上述のように「見える化」しやすかった複合予防策に合意していく手順の実施には、地域や業種、事業場ごとにさまざまなやり方がとられたはずであるが、それぞれの職場に合った方式で合意していく必要のあることが広く共通して認識された点に注目したい。

予防策合意の経験が今後の包括的予防に及ぼす波及効果

　表44に、職場ごとの短期間内の合意形成に共通している特徴点をまとめて示した。これらの特徴点が実際に共通していた事実は、今後さまざまに行われていく包括的な一次予防策実施に貴重な示唆を与えているとみることができる。

　こうした職場ごとの予防策合意の経験が広く共有された意義は、きわめて大きい。職場内の効果的な対話による複合的な予防策実施は、通常は、国や地域により、また業種により、さまざまな経験が積まれていくものであるが、感染症予防について短期間にほぼ同様な職場内の対話が、中小企業を地域・業種の条件に見合うかたちで広く巻き込みながら、感染予防に役立つ効果を挙げた事実は、今後

表44　幅広く取り組まれた新型コロナウイルス感染症対策の実例

共通する予防対策	有効な改善策を実施するためのヒント
多領域にわたる予防策	職場内の身体的距離の確保、作業時間調整、テレワーク推進、衛生対策を含む包括的予防策とその責任体制
すぐのアクション	予防策実施についての合意形成、職場内の統一的実施のための手順、すばやい責任分担、継続実施の体制
有効な対策実施の確認	実施確認と報告、継続的なコミュニケーション、職場に合った労使協力

の包括的予防策の進展とそのすぐの実施のための職場内対話の普及にとって、良い波及効果を持つと期待される。

3．複合予防策の提案と実施に役立つ現場向きツールの活用

　それぞれの職場に適した複合予防策の実施に際し、そうした対策の提案や合意形成に事例写真やチェックシートなどのツールが役立つことは、すでに包括的なリスクマネジメントや参加型職場環境改善の普及によって広く知られるようになっていたが、新型コロナウイルス感染症対策の進展により、さらに広く認識されるようになった。

　すでに述べたように、国際的にも、またどの国・地域でも業種でもほぼ同様に活用されたのが、感染予防策の良好事例の写真など具体策の「見える化」である。インターネットを通じた好事例情報の交流・普及を迅速に行える通信環境がどこにでも整っているという時代背景があることは言うまでもないが、そうした良好事例情報がそれぞれの事業場、職場で意識的に活用されたことに注目したい。

ILOが作成した「アクションチェックリスト」の活用

　良好事例情報とともに、事業場ごとの、また職場単位での包括的な感染予防策の採用とすぐの実施に大いに役立ったのが、参加型職場環境改善で活用されてきた改善策提案用の「アクションチェックリスト」の応用である。すでに2009年に、新型インフルエンザ予防

活動で国際的に大きく進展した有効な感染予防策をイラスト入りで短くまとめた、国際労働機関（ILO）版の感染症予防アクションチェックリストが普及していた経験が大いに役立った。

　図40は、ILOが新型ウイルス感染症予防のために作成したイラス

情報を労使で共有、必要対策の確認	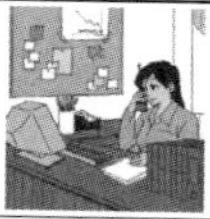
行動計画を策定、周知	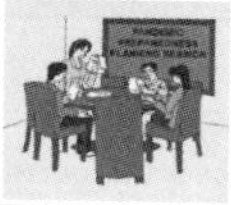
作業スペースを2m以上離す	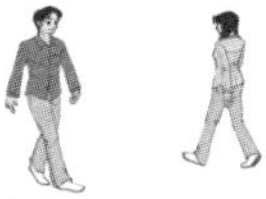
多人数が触れる箇所の清潔維持	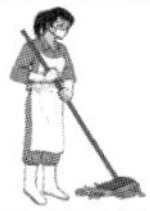
マスクの着用、咳エチケットなど	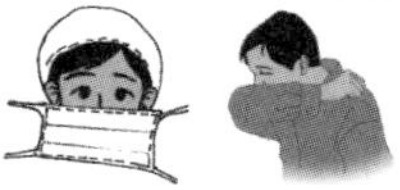
予防のための手洗い設備	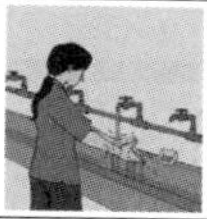
感染者の自宅待機を支援	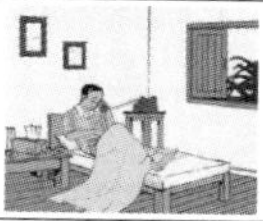
自宅待機者とのコミュニケーション	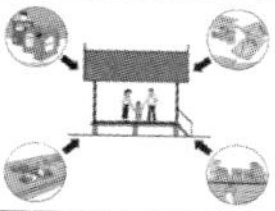

**図40　新型ウイルス感染予防のために多用されたILO作成の
　　　　アクションチェックリストの項目例**

出典：Kawakami T, ILO Subregional Office for East Asia. Protecting Your Employees and Business from Pandemic Human Influenza: Action manual for small and medium-sized enterprises. International Labour Organization. 2009. を参照して作成

ト入りのアクションチェックリストの項目例を示す。職場ごとに現状を労使で確認して実施する対策を提案しやすくリスト化していることが分かる。製造業の中小企業をはじめ、医療職場、建設業など多くの業種で国際的に取り組むようになった参加型職場環境改善活動の経験を生かした、職場ごとの改善策提案用に役立つチェック項目をそろえている。実際に新型コロナウイルス感染症予防の際にも、このイラスト入りの予防策提案用リストは広く活用された。

　このイラスト入りアクションチェックリストに加えて、ILOは、新型コロナウイルス感染症パンデミック（世界的大流行）の緩和を目的に、2020年以降、「職場でのCOVID-19（新型コロナウイルス感染症）予防及びリスク低減 アクションチェックリスト」を職場ごとに用いる管理ツールとして提供している。このリストでも、参加型職場環境改善活動の国際経験を生かして、アクション項目を30項目にまとめ、項目ごとに「アクションを提案しますか？」と尋ね、「いいえ」、「はい」を選ぶようにしている。さらに、「はい」の次に「優先項目」の欄を設け、提案する場合に優先して取り組むかどうかも記入するようにしている。この点も、参加型職場環境改善活動で役立った利点を生かして、使いやすくしている。この2020年版の職場予防策リストの30項目の領域と内訳を**表45**に示した。

　この職場ごとに提案するアクションには、包括的リスクマネジメントの考え方がよく反映されていることが重要な点である。職場ごとに行うリスク予防策として、まず包括的予防方針の策定と労使合意による計画の点検からすすめていく方針がはっきりと示されている。感染予防で当初から重視された協議内容が示されている。

　計画の次には、リスク評価に基づく具体的なマネジメントのあり方を点検し、それから具体的な予防策・リスク低減策をチェックして、さらに感染症例対策を検討する構成になっている。このように、リスク対策の視野をきちんと広げて包括的に感染予防に取り組めるようになっている。この対策提案用リストが広く活用された意義をしっかりと認識しておきたい。

表45　ILOが推奨したCOVID-19予防とリスク低減のための
アクションチェックリストの領域とアクション

予防領域	職場ごとにとるアクション
１．予防方針、計画と、組織化	感染リスク低減方針、全業務における対応計画、保健当局・産業保健サービスとの協議、労働者へ情報提供、全業務の危険性解析、安全衛生の統合、テレワークの推進、シフト制の導入、症例対応ガイドライン、予防戦略推進を評価するしくみ
２．リスクアセスメント、マネジメント、コミュニケーション	感染者・汚染環境に接触するリスクの評価、罹患時対策の研修、差し迫った重大な危険時に退避する権利を労働者に周知、顧客と接触時の消毒と衛生支援、不要不急の出張回避とリスク評価、労働者代表との定期的協議、健康的な労働生活の支援
３．予防およびリスク低減策	少なくとも２ｍの距離、対面ミーティングの回避、手指の消毒、作業台等の消毒、換気の改善、咳エチケットの推進、職場での社会的距離、マスク等の提供と廃棄容器
４．新型コロナウイルス感染症疑い症例または確定症例への対処	感染症が疑われる従業員への指示、重篤症状時の保健所への連絡と労働者への助言、発症者の移送前の隔離と濃厚接触者の健康確認

出典：International Labour Organization. Prevention and Mitigation of COVID-19 at Work ACTION CHECKLIST. International Labour Organization. 2020. を参照して作成

　このように、新型コロナウイルス感染症対策では、一次予防としての包括的リスクマネジメント手法と参加型職場環境改善のすすめ方とが組み合わさって国際的にも国内でも普及してきたことが、今後の取り組みに生かされていくと期待できる。

４．良好事例と包括的リスク予防策提案ツールの併用効果

　このように包括的な予防方針が広く受け入れられて進行した新型感染症予防についての国際的に共通した経験が３年間にわたって積み重ねられた経緯は、今後の職場環境改善活動に広く生かされていくとみたい。

　とりわけ共通して役立ったのが、包括的リスク対策提案用に意識的に活用された予防策提案ツールとして、良好事例とアクションチェックリストとを併用する方式がそれなりに広く採用された経験である。この共通経験は、新型感染症対策に限らず、複合的に影響を持つさまざまなリスクに対する包括的な一次予防策を職場で講じていく際の、職場内の取り組みに応用していくことができる。表46に

表46　良好事例とアクション提案用チェックリストの併用効果

［良好事例に学ぶ効果］	・具体例写真の分かりやすさ ・現場応用が容易と分かる ・複合対策の良い効果の周知
［併用の利点］	・他の多くの職場との情報共有 ・確認されている有効策の複数提案 ・複合策のすぐの実施の容易化と確実な促進
［提案用チェックリストの利点］	・予防効果を知っての提案容易化 ・低コスト実用策の複数実施 ・包括的予防策視点の共有促進

　まとめたように、良好事例とアクションチェックリストの併用が、複合リスクに対する職場環境改善策の計画・実施のための現場で応用しやすい予防策提案ツールとして、有意義に活用が図られていくことが期待できる。

　特に重要なのが、それぞれの職場条件での良好事例に学ぶ効果が適切なリスク予防策の確認と予防計画策定とに役立つ点と、その予防策提案用アクションチェックリストが具体的な予防効果に見合った改善策提案にすぐに役立つ点である。この両者の併用により、実際に役立つ包括的リスク予防策についての職場内協議がいっそう容易になる。その結果、併用の直接効果として、具体的な事例やチェック項目を用いて有効策を複数提案できるようになることが実際に活用された。良好事例は、改善策実施が現場にすぐに役立つ予防効果を持つことを労使で確認するのに役立ち、さらに予防策提案用チェックリストの活用によってすぐに実施できる改善策を提案しやすくしていると認められる。

一次予防策優先のポリシーへの波及を期待

　この改善事例と提案用チェックリストの併用効果は、すでに多くの参加型職場環境改善活動のなかで実用化されてきているのであるが、そうした知見の活用は参加型職場環境改善活動が定着した場合に限られがちだった。新型コロナウイルス感染症予防に際しては、この改善事例集と提案用リストが併用できる利点を生かして取り組

まれてきた経緯があり、その波及効果として、この方法がさらに多くの地域、業種に生かされていくことが期待される。

　新型コロナウイルス感染症に対する３年余にわたる多彩な職場レベルの予防活動は、包括的リスクマネジメントの良い学習効果をもたらしたと総括できる。この共通経験が多くの職場で生かされていくよう、今後の進展を注視したい。

　新型コロナウイルス感染症対策が広く進展した経緯は、これからの包括的職場環境リスク対策における一次予防策優先のポリシー普及と職場内の対話による有効策の合意形成とに、良い波及効果を持つと展望できる。そうした進展が、各地域、各業種で実効ある産業保健活動に生かされていくよう、協力し合っていきたい。

《参考文献》

1) 日本学術会議労働雇用環境と働く人の生活・健康・安全委員会．提言 労働・雇用と安全衛生に関わるシステムの再構築を ―働く人の健康で安寧な生活を確保するために―．2011.
http://www.scj.go.jp/ja/info/kohyo/pdf/kohyo-21-t119-2.pdf

2) 小木和孝．産業安全保健領域の動向と良好実践．労働科学．2010; 86:1-8.

3) 小木和孝．労働条件(2) 労働安全衛生．In: 日本ILO協会 編．講座ILO（国際労働機関）―社会正義の実現をめざして 下巻．日本ILO協会．1999. pp193-224.

4) 吉川徹，吉川悦子，土屋政雄，小林由佳，島津明人，堤明純，小田切優子，小木和孝，川上憲人．科学的根拠に基づいた職場のメンタルヘルスの第一次予防のガイドライン．産業ストレス研究．2013; 20(2):135-145.

5) 岸－金堂玲子，森岡孝二，編著．健康・安全で働き甲斐のある職場をつくる―日本学術会議の提言を実効あるものに．ミネルヴァ書房．2016.

6) 川上剛，原邦夫，伊藤昭好．すぐできる安全衛生マネジメントシステム．小木和孝 監修．労働科学研究所出版部．2002.

7) 日本産業衛生学会生涯教育委員会．産業保健生涯教育ガイドライン要綱．産業衛生学雑誌．2004; 46(2):A43-A61.

8) 日本産業衛生学会生涯教育委員会．Good Practice Samples, GPS閲覧．
http://www.sanei.or.jp/gps/database

9) 国際労働事務局（ILO）編．人間工学チェックポイント―安全、健康、作業条件改善のための実際的で実施しやすい対策 第2版．小木和孝 訳．労働科学研究所．2014.

10) 吉川徹，小木和孝，編．メンタルヘルスに役立つ職場ドック．労働科学研究所．2015

11) 小木和孝．国際的な参加型改善活動の広がりと「職場ドック」．労働の科学．2014; 69(10):24-28.

12) Leka S, Cox T. 欧州における労働危機管理体制の手引き―雇用者と労働者の代表者に対する助言，労働者の健康を守るシリーズ No.9. WHO. 2008.
http://www.prima-ef.org/uploads/1/1/0/2/11022736/prima-ef_ebook.pdf

13) 小木和孝．ILO活動と国際協力の現状からみた職業保健．産業医学レビュー．1995; 7(4):163-176.

14) 日本産業衛生学会生涯教育委員会．産業保健専門職のための生涯教育ガイド．労働科学研究所．2005

15) 小木和孝．メンタルヘルスに関する海外の研究と対策の動向．産業ストレス研究．2012; 19(4):289-295.

16) 川上剛．基本産業保健サービス（BOHS）．In: 小木和孝，圓藤吟史，大久保利晃，岸玲子，河野啓子，酒井一博，櫻井治彦，名古屋俊士，山田誠二，編．産業安全保健ハンドブック．労働科学研究所．2013. pp82-83.

17) 吾郷眞一．わが国におけるILO条約の批准状況と雇用に関するCSRの意義．学術の動向．2010; 15(10):50-53.

18) 小田切優子．デンマークにおけるメンタルヘルス対策．平成21年度厚生労働科学研究労働安全衛生総合研究事業「労働者のメンタルヘルス不調の第一次予防の浸透手法に関する調査研究」研究協力報告書．2010.
http://www.tmu-ph.ac/pdf/100508_2.pdf

19) 岡原伸太郎，加藤杏奈，Byeong-Woo L, Jungho H, Jaehoon R, 森晃爾．韓国にお

　　ける小規模事業場に対する産業保健サービスの提供～韓国 Workers' Health Center 事業の紹介～. 産業医学ジャーナル. 2013; 36(6):71-76.
20) European Agency for Safety and Health at Work. Safety and health in micro and small enterprises in the EU: from policy to practice. European Agency for Safety and Health at Work. 2017.
21) 堀江正知. 産業保健の政策と学術の国際動向. 厚生の指標. 2015; 62(13):1-8.
22) 毛利哲夫. 5ステップのリスクアセスメント─英国HSEのリーフレットの紹介─. 日本労働安全衛生コンサルタント会. 安全衛生コンサルタント. 2002; 22(64):35-40.
23) 小木和孝. 職域におけるリスク管理の体制. In: 小木和孝, 圓藤吟史, 大久保利晃, 岸玲子, 河野啓子, 酒井一博, 櫻井治彦, 名古屋俊士, 山田誠二, 編. 産業安全保健ハンドブック. 労働科学研究所. 2013. pp150-151.
24) Health and Safety Executive. Health and Safety Made Simple: The Basics for Your Business. Health and Safety Executive. 2014
25) 川上剛, 佐野友美. グローバル化と産業保健. 公衆衛生. 2016; 80(4):287-291.
26) 小規模事業場産業保健活動指針等検討会指針作成分科会. 小規模企業の経営者のための産業保健マニュアル. 労働者健康福祉機構 産業保健部. 2008
27) 欧州安全衛生庁. リスクアセスメントツール.
　　https://osha.europa.eu/en/publications/risk-assessment-essentials
28) EU-OSHA. 欧州リスクアセスメントキャンペーンの総括. EU-OSHA Press Releases 2009年11月18日.
　　https://www.jisha.or.jp/international/topics/201001_07.html
29) 茅嶋康太郎. 中小企業における産業保健の現状と労働衛生サービス提供のあり方. JOURNAL OF UOEH. 2013; 35(suppl):53-58.
30) 高波利恵, ポウラ・ナウマネン, ヘレナ・リッサネン, 松尾太加志. 日本における中小規模事業所の産業保健活動の支援の在り方─産業看護の先進国であるフィンランドの産業保健師の活動実践を参考に. 看護科学研究. 2009; 8(1):14-20.
31) European Commission Directorate General for Employment, Social Affairs and Inclusion. Evaluation of the European Strategy on Safety and Health at Work 2007-2012 - Final report. 2013.
　　https://ec.europa.eu/social/BlobServlet?docId=10965&langId=en&
32) 森口次郎. 中小企業におけるメンタルヘルス対策の現状と課題. 精神医学. 2015; 57(1):31-38.
33) 小木和孝. 労働安全衛生体系と自主的改善. 公衆衛生. 2013; 77(6):485-489.
34) International Labour Office. Global Manual for WISE-Work Improvements in Small Enterprises. International Labour Office. 2017.
35) Zalk DM. Grassroots ergonomics: initiating an ergonomics program utilizing participatory techniques. Annals of Occupational Hygiene. 2001; 45(4):283-289.
36) 中央労働災害防止協会 編. メンタルヘルスのための職場環境改善─「職場環境改善のためのヒント集」ですすめるチェックポイント30. 中央労働災害防止協会. 2010.
37) 渡辺裕晃, 甲田茂樹, 佐々木毅, 鶴田由紀子, 伊藤昭好, 原邦夫, 堤明純, 山口秀樹, 丸山正治. 自治体職場へのOSHMS導入─導入途上の状況と今後の展望─. 労働安全衛生研究. 2010; 3(1):11-16.
38) 杉原由紀. 産業医の声:「元気な県庁」へ─職場ドックの取り組み. 産業医学ジ

ャーナル．2013; 34(5):86.

39) 吉川悦子．産業安全保健における参加型アプローチの概念分析．産業衛生学雑誌．
2013; 55(2):45-52.

40) トン・タット・カイ，川上剛，小木和孝．これでできる参加型職場環境改善．吉川
悦子，小木和孝，仲尾豊樹，辻裏佳子，吉川徹，訳．大原記念労働科学研究所．
2016.

41) 吉川徹，吉川悦子．勤労者参加型職場環境改善．日本医師会雑誌．2016; 144(12):
2460.

42) 小木和孝．職場ドックにおける推進担当者の役割と短期研修の視点．労働の科学．
2016; 71(7):405-409.

43) 松田文子，池上徹．安全・健康な職場づくりと人間工学チェックポイントの活用．
労働の科学．2019; 74(1):28-33.

44) Zalk DM, Kamerzell R, Paik S, Kapp J, Harrington D, Swuste P. Risk level based
management system: a control banding model for occupational health and
safety risk management in a highly regulated environment. Industrial Health.
2010; 48(1):18-28.

45) 堤明純．事業場のメンタルヘルス対策の現状と将来．産業医学レビュー．2009; 21
(4):271-291.

46) 吉川徹．過労死・過労自殺の労働災害の実態と包括的予防対策．日本精神科病院
協会雑誌．2018; 37(6):586-593.

47) 松田晋哉．フランスの産業医制度．産業医科大学雑誌．2013; 35(特集号「産業医
と労働安全衛生法四十年」):67-72.

48) Joan Burton. WHO Healthy Workplace Framework and Model: Background and
Supporting Literature and Practice. World Health Organization. 2010.

49) World Health Organization and International Labour Organization. Preventing
and mitigating COVID-19 at work Policy brief. World Health Organization. 2021.

50) 厚生労働省．職場における感染防止対策の実践例〜取組の5つのポイント〜 2021.
https://www.mhlw.go.jp/stf/seisakunitsuite/bunya/0000121431_00226.html
(access 2023.07.31)

51) 川上剛 編著，ILO 東アジアサブ地域事務所所．中小企業における新型インフルエ
ンザ対策アクションマニュアル．吉川徹，和田耕治 訳．労働科学研究所出版部．
2009.
Kawakami T, ILO Subregional Office for East Asia. Protecting your employees
and business from pandemic human influenza: action manual for small and
mediumsized enterprises. International Labour Organization. 2009.

52) 国際労働機関．職場でのCOVID-19（新型コロナウイルス感染症）予防及びリスク
低減 アクションチェックリスト．中央労働災害防止協会 訳．2020.
International Labour Organization. Prevention and Mitigation of COVID-19 at
Work ACTION CHECKLIST. International Labour Organization. 2020.

小木　和孝（こぎ・かずたか）

　1957年、東京大学医学部卒。1958年、労働科学研究所研究員。1965年、日本国有鉄道鉄道労働科学研究所主任研究員。1978年、労働科学研究所主任研究員として産業疲労研究、職場改善に従事。1983年より国際労働機関（ILO）アジア太平洋地域アドバイザー、1988年よりILO労働条件環境局労働安全衛生部長、1991年〜1993年にはILO労働条件環境局長として勤務。1993年〜1999年、労働科学研究所所長。2009年〜2015、国際産業保健学会（ICOH）会長。研究面では産業疲労、小規模職場改善、国際協力が主テーマ。ILO勤務期から参加型職場環境改善の開発と普及に従事、国際交流に注力している。

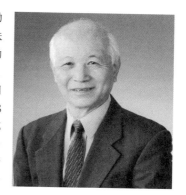

〔略　歴〕

1933年	２月26日生まれ
1957年	東京大学 医学部医学科 卒業
1958年	財団法人労働科学研究所 研究員
1965年	日本国有鉄道 鉄道労働科学研究所 主任研究員
1978年	財団法人労働科学研究所 主任研究員
1983年	国際労働機関（ILO）アジア太平洋地域アドバイザー
1988年	ILO 労働条件環境局 労働安全衛生部長
1991年	ILO 労働条件環境局長
1993年	財団法人労働科学研究所 常務理事・所長
1999年	財団法人労働科学研究所 常務理事
2001年	財団法人労働科学研究所 主管研究員
2012年	公益財団法人労働科学研究所 主管研究員
2015年	公益財団法人大原記念労働科学研究所 主管研究員

産業保健の国際共通課題 ―すべての労働者にサービスを届けるために―

2023年10月10日　初版発行　　　　　　　　　　　　　　定価（本体1,600円＋税）

著　　　　　者	小木　和孝	
編 集 発 行 人	井上　真	
発　行　所	公益財団法人 産業医学振興財団	

　　　　　　　　　〒101-0048 東京都千代田区神田司町2-2-11 新倉ビル
　　　　　　　　　TEL 03-3525-8291　FAX 03-5209-1020
　　　　　　　　　URL https://www.zsisz.or.jp

印　刷　所　　株式会社 太陽技報堂

ISBN978-4-915947-83-4　C2047　¥1600E